U0249487

家庭健康自助宝典

陈家群◎主编 刘丽萍◎执行主编

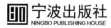

宁波出版社
NINGBO PUBLISHING HOUSE

图书在版编目（CIP）数据

家庭健康自助宝典/陈家群主编. — 宁波：宁波
出版社, 2017.4
ISBN 978-7-5526-2790-9

Ⅰ.①家… Ⅱ.①陈… Ⅲ.①家庭保健－基本知识
Ⅳ.①R161

中国版本图书馆 CIP 数据核字（2016）第 315017 号

家庭健康自助宝典

主　　编	陈家群
执行主编	刘丽萍
责任编辑	梁建建
责任校对	王　丹
装帧设计	金字斋
出版发行	宁波出版社
	（宁波市甬江大道 1 号宁波书城 8 号楼 6 楼　315040）
网　　址	http://www.nbcbs.com
印　　刷	宁波白云印刷有限公司
开　　本	787 毫米 × 1092 毫米　1/16
印　　张	21
字　　数	200 千
版　　次	2017 年 4 月第 1 版
印　　次	2017 年 4 月第 1 次印刷
标准书号	ISBN 978-7-5526-2790-9
定　　价	36.00 元

如发现缺页或倒装，影响阅读，请与本社发行部联系调换。电话：0574-87286804

序一

随着人们生活水平的不断提高,现代人工作生活压力、环境污染问题、食品安全问题等众多因素导致许多人都处于亚健康状态,生活习惯病患者增多,"代谢综合征"逐渐低龄化,慢性病、"富贵病"纷至沓来,"过劳死"的事件在社会精英群体中屡见不鲜……同时,一些重大疾病带来的高额医疗费用又使众多家庭"因病返贫",病人在遭受病痛折磨的同时,家人的生活质量也一落千丈。

有效的预防是降低疾病发生率的最根本的手段,21世纪的医疗,已由从前的"疾病早发现早治疗"转向"重视疾病预防的医疗"。我国已出台政策为65岁以上的老年人免费提供每年一次的体检,并且越来越多的企业也将每年一次体检定为一项员工福利,由此可见,人们的保健意识越来越强,健康的自我管理已然成为老百姓健康生活不可或缺的一部分。

年轻时就开始关心自身健康问题,预防疾病,为衰老做好万全准备,等老了也可健康地安度晚年。《家庭健康自助宝典》致力于帮助读者构建良好的家庭健康管理体系,是体现延长健康寿命而非单纯延长寿命的先进理念之作。《家庭健康自助宝典》实用性强,大到各类癌症的预防、治疗,小到各类药物的正确使用方法,书中都有详细介绍。同时，它涵盖了与人体身心健康息息相关的每一个方面，罗列了家庭急救、心血管、呼吸系统、消化系统、神经系统、内分泌系统、普外科、骨科、五官科、妇科、儿科等内科、外科常见疾病健康知识以及科学护理知识。一本仅二十余万字的医学普及读物将常见疾病的病因、预防、治疗阐述得清清楚楚，将简单有效的护理常识写得明明白白。此书又有别于一般的专业医学用书，它专业却不枯燥，权威却不教条。用通俗易懂的语言，将复杂的医学知识简单化，将笼统的操作手法具体化，实实在在方便读者学习和运用。

陈家群医生从事疾病控制预防研究工作二十多年，有着丰富的临床经验，在疾病预防保健方面也有独到的见解，如今《家庭健康自助宝典》即将与读者见面，我由衷地感到高兴。希望读者能从书中汲取到与自己有关的保健知识，重新审视自己的生活方式，从根本上增进身心健康，提升生命质量，拥有健康美好的家庭生活。

浙江省疾病预防控制中心健康教育所所长　徐水洋

序二

英国时间专家格斯勒曾经这样说："我们正处在一个把健康变卖给时间和压力的时代。"而且这种变卖是不需要任何契约的，很多人宁愿以一种自愿的方式，为了追求成功，为了追逐梦想与利益而不停地奔跑，把自己当成了可以不停运转的机器，肆无忌惮地透支着身体能量。

生活中，健康是"1"，其他的一切是"0"，有了"1"，它身后的"0"才有价值和意义，如果没有了"1"，再多的"0"也终究是"0"，然而，反观现在，有多少人把这个"1"轻易丢掉，而去追求那些虚无的"0"？

健康是一种智慧。洞悉身体内在的奥秘，顺应身体真正的要求和呼唤，让身体自由地舒展，健康就是一件很自然的事情。若是不明白身体的需要，乱吃补药，苦锻炼，更有甚者，平时饮食不节制，疏于运动，却将健康寄希望于医生，这都是不明智的行为。

到底怎样的生活方式才是一个健康的行为？到底怎样的观念和方法才是正确的、科学的？《家庭健康自助宝典》将会给你一个详尽的答案。

该书由来自不同学科的、有着多年工作经验的临床医护人员合力编写而成。书中系统阐述了家庭健康的诸多内容，实用性强，知识涉及面广，既是广大市民学习了解疾病预防与保健知识的读物，也可作为临床医务人员向患者及其家属进行健康教育卫生知识普及的教材。作为一名医务人员，多年的工作经历让我深刻意识到，医务工作者除了治病救人，更应在传播健康理念、普及健康知识等方面，发挥其积极作用，这也是作者编撰此书的初衷。

让我们一起，了解更多关于健康的知识，养成良好的生活方式，共同构筑美好人生！愿每一位阅读本书的人幸福安康！

建德市第一人民医院院长 钟 泽

目 录
CONTENTS

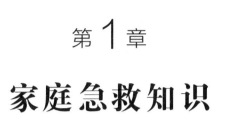

第1章

家庭急救知识

1 家庭急救应注意哪些问题

①首先去除或避开威胁生命的因素。如电击伤者,应立即切断电源;一氧化碳中毒者,应立即打开门窗通风和将病人移至空气流通的地方,等等。

②就地进行心肺复苏。如心跳呼吸停止,应迅速实施心肺复苏,即进行不间断胸外心脏按压和人工呼吸,直至医务人员到来。

③根据实际情况进行适当简单急救处理。如出血者,可采用止血法止血;外伤者,可就地取材进行固定或包扎;昏迷者,解开衣领扣,保持呼吸道通畅。

④**送往医院进行治疗。** 在进行上述处理后，及时联系就近医院进一步治疗。

专家提醒 ●

我们必须转变等待救助的传统观念。生命刻不容缓，救助人人有责，了解急救知识，掌握急救的自救与互救方法，于己于人都有很大的帮助。

❷ 家人突然发病怎么办

①**高血压、心绞痛发作：** 立即卧床休息，停止活动，舌下含服硝酸甘油、硝苯地平（心痛定）。

②**发热：** 体温持续在 38.5℃以上应给予物理降温处理，方法有冰袋、冰帽冷敷，酒精、冷水、温水擦浴，冰水灌肠。具体为：头枕部枕冰水或冷水；用凉毛巾在头枕部冷敷；用浓度为 75% 的酒精或温水擦拭全身的大动脉处。

③**腹痛：** 遇到腹痛不能盲目服用止痛药物，尤其是急腹症患者，因为使用止痛药物后容易掩盖症状，延误诊治。需要观察腹痛的性质及查找腹痛的原因，如果有呕吐、腹部阵痛、稀便或黏液便，并伴有里急后重，应考虑痢疾，并立即送往医院。

④**头晕、头痛：** 出现头晕头痛时要查找原因，是否经常有头晕头

痛不适的症状,头晕及头痛的性质是什么样的。若是紧张性头痛应卧床休息,消除紧张因素,头晕头痛即可缓解。也可以测量血压,检查血压是否偏高,若血压正常,也没有外部因素刺激,应到医院就诊。

专家提醒

一旦家人出现上述情况,要保持镇静,不要慌张。首先应立即采取急救措施,再及时送往医院治疗。

❸ 哪些情况下应该看急诊

如果突然感到头痛、头晕、胸闷,一过性的或持续较长时间的惊厥与抽搐,而又无明显缓解;摔伤后肢体出现疼痛、肿胀、瘀血、变形、活动受限,伤口出血不止等;高血压、心绞痛患者,出现面部麻木、口眼喎斜、流口水、胸痛等症状;婴幼儿哭闹不止,高热不退以及大便异常的;腹痛、肠绞痛剧烈者,应立即到医院就诊。

❹ 如何正确拨打
急救电话及采取正确的求救方式

拨打 120 求救的正确方法是:首先要简单叙述患者发病原因及

当时的状况,说清患者的详细地址,周围有哪些特别明显的标志物,并将电话联系方式交代清楚。如果所处的位置难以找寻,可以派人到路口或者有明显标志的地方等候,避免因寻找而延误抢救时间。

专家提醒

　　在紧急情况下,实施就地抢救的同时,应立即拨打120急救电话,以免延误患者的救治。

⑤ 家庭药箱应该常备哪些物品和急救药物

　　①**工具类或物品:**血压计、听诊器、手电筒、体温计、纱布、弹性绷带、棉垫、胶布、创可贴、消毒棉球、剪刀、镊子、别针、止血带等。

　　②**外用药:**安尔碘皮肤消毒剂、红药水、紫药水、风油精、红花油、云南白药气雾剂、云南白药膏、烫伤软膏、百多邦软膏、红霉素软膏等。

　　③**内服药:**速效救心丸、硝酸甘油、硝苯地平(心痛定)、氯苯那敏(扑尔敏)、阿司咪唑(息斯敏)、止痛片、布洛芬混悬液(美林)、退热栓剂等。

专家提醒

　　在紧急情况下,家庭药箱可以起到关键的急救作用。因此,平时要熟悉药箱内都有哪些药品,掌握备用药品物品的使用方法,明确药品有效期。经常调换更新必备药品和物品。

❻ 什么是心肺复苏术

心肺复苏术简称 CPR，是对呼吸心跳停止者所采取的抢救措施。简单地说，心肺复苏 = 胸外心脏按压 + 开放气道 + 人工呼吸。若在 4 分钟内实施心肺复苏抢救，早期死而复生的可能性最大，可达到 50% 以上，因此，早期实施心肺复苏很重要，需要人人都掌握其方法。

专家提醒

心肺复苏的时机至关重要，必须争分夺秒。心跳停止 4—6 分钟后，脑细胞会发生不可逆的损害；心跳停止大于 10 分钟，脑细胞基本死亡；随着心脏骤停时间的延长，心、肝、肺、肾等脏器可因严重缺氧而导致功能衰竭。

❼ 怎样正确行心肺复苏术

第一步：判断意识，拍双肩，呼唤；判断有无脉搏。

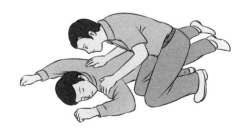

第二步：呼救，立即拨打120急救电话。

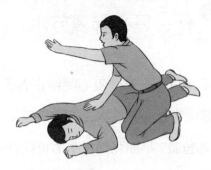

第三步：摆放仰卧体位，解开衣扣，保持呼吸道畅通。

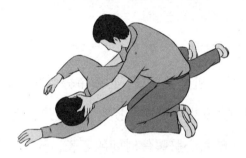

第四步：定位、胸外按压（单人操作：按压与通气比例30:2，双人操作：15:2）。

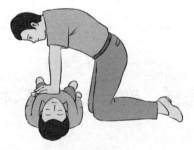

第五步：开放气道（仰头抬颏法）。

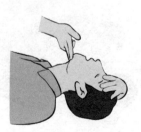

第六步：人工呼吸。单人操作：心脏按压与通气比例 30:2；双人操作：15:2，做满 5 个循环，评估心肺复苏是否有效。

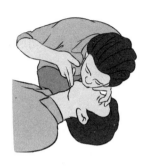

8 如何判断患者意识和呼吸

施救者轻拍患者双肩，大声对患者呼叫"喂，你怎么了？你醒醒啦！"如无应答，再观察患者的胸部 5—10 秒，看是否有呼吸或有喘息样呼吸。

专家提醒

正常人的呼吸为每分钟 16—20 次，频率与深度均匀平稳有节律。对于呼吸停止、心搏存在者，应就地使之平卧，解开衣领扣，畅通气道，立即进行口对口人工呼吸。

⑨ 如何检测颈动脉搏动

自喉结处往下滑 2 厘米至凹陷处，动脉搏动处即是颈动脉位置。检测患者颈动脉 5—10 秒，看是否有搏动。

专家提醒

正常成人的脉搏次数为每分钟 60—100 次。如无搏动，应立即做胸外心脏按压。

⑩ 如何做心脏按压

将患者置于平地或木板床上，以保证按压胸骨能起到心脏受压后应有的效果。按压的部位为胸部正中，两乳头连线中点。救助者双臂绷直，双肩应在患者胸骨上方正中，一手压在另一手背上，垂直向下用力按压。

专家提醒

按压的动作节律要均匀，切不可用力过猛。按压深度至少 5 厘米，手掌不能离开胸骨的按压点，每次按压后要保证胸廓完全弹起，按压的频率为每分钟 100 次。

⑪ 如何开放气道

①**仰头抬颏法**：救助者左手放至患者前额，手掌向后压，使患者头后仰，右手食指、中指放在患者颏部并将其向上托起，使气道伸直。

②**双手推颌法**：适用于疑似颈椎损伤者。救助者跪在患者头顶部，双手食指按住患者下颌角，且向上提，双手大拇指按住患者嘴边两旁的下颌骨并用力往前推，这样可打开气道。

⑫ 如何做人工呼吸

患者取仰卧位，救助者一手托起患者的下颌部，一手捏住患者的鼻翼。做深呼吸，将吸足的一口气对准患者的口，用力将空气吹入患者的口中，反复进行，直至患者恢复呼吸。人工呼吸频率为每分钟16—20次。

⑬ 心脏按压与通气的比例是多少

单人心肺复苏时心脏按压与通气的比例为30:2，即心脏按压30

次,吹气 2 次,做满 5 个循环。双人心肺复苏时一人做胸外心脏按压,另一人做人工呼吸;一人做完 15 次胸外心脏按压,另一人做 2 次人工呼吸,做满 5 个循环。

专家提醒 •

　　非专业人员在求助过程中,如复苏有效可中止 CPR,但心跳呼吸仍未恢复,CPR 必须坚持至专业救援人员到达。但需注意:对于触电者和低温溺水者,复苏抢救时间不受 30 分钟的时间限制。

• •

⑭ 如何评估心肺复苏有效

　　①**瞳孔**:瞳孔由大变小。

　　②**面色**:脸色由发绀转为红润。

　　③**颈动脉搏动**:每次按压可摸到一次搏动;如停止按压,脉搏仍跳动,说明心跳恢复。

　　④**神志**:眼球活动,并出现睫毛反射和对光反射,少数患者开始出现手脚活动。

　　⑤**自主呼吸**:患者出现自主呼吸。

⑮ 猝死如何现场救护

所谓猝死,是指非创伤性、非自杀性没有预期的突然死亡。

现场救护措施:①求助者一手托起患者的下颌部,一手捏紧患者的鼻翼,深吸一口气后,对准患者的嘴用力向内吹气,直至患者的胸部隆起;心脏按压与通气比为 30:2。②注意将患者置于木板床或平地上进行心肺复苏。

专家提醒

临床死亡指心跳、呼吸停止的时间在 5—10 分钟,此时的患者是有可能复苏的。生物死亡是指心跳、呼吸停止的时间在 10 分钟以上的,此时患者是难以复苏的。

⑯ 心肌梗死如何急救处理

心肌梗死的信号常为不稳定性心绞痛,一般在发病前 1 周内出现。发作的次数频繁,为每天数次以上。一般无明显的诱因,且常于夜间或凌晨发作。含服硝酸甘油等不见缓解,同时伴有下列症状:

①**神经系统症状:**精神萎靡、意识模糊、神志不清、头晕、抽搐、

偏瘫。

②**心律失常**：心悸，心率或快或慢。

③**心功能不全**：胸闷、憋气、心慌、气促、呼吸困难、夜间不能平卧。

④**胃肠道症状**：食欲减退、恶心、呕吐、腹胀。

家庭急救处理措施：及时吸氧，镇静止痛，给予含服硝酸甘油片（每3—5分钟含1片，总量可达3—4片），口服麝香保心丸2颗。并及时呼叫120送到医院救治，若心脏骤停应立即做CPR。

专家提醒

心肌梗死是冠状动脉粥样硬化性心脏病中一个重要的类型，它的形成过程为：冠状动脉斑块撕裂、脱落、出血、水肿导致原本狭窄的血管更加狭窄，血栓的形成、动脉痉挛又使血管腔完全堵塞，心肌因较长时间的缺血、缺氧而坏死。心肌梗死严重威胁着人们的健康和生命，需引起重视。

⑰高血压危象如何急救处理

高血压危象是指高血压患者在短期内血压明显升高，舒张压常大于140mmHg，收缩压180mmHg以上并出现头痛、烦躁、心悸、多汗、恶心呕吐、面色苍白或潮红、视力模糊等。

家庭急救措施：保持患者安静，取平卧或侧卧位，不可垫高枕头。

保持气道开放,清除口腔分泌物,有舌根后坠者,用纱布裹住舌头,将舌根拉出。拨打 120 急救电话,有条件的可给予吸氧。

专家提醒

注意生活上的调节,严格戒烟,高血压本身已增加心脏病及中风的危险性,而吸烟等于雪上加霜。保持理想体重,控制体重在正常范围内,肥胖者要制订合理的减肥计划,逐步减轻体重。饮食以清淡为主,少吃盐、动物油及太咸的食物。要有适量及持久的运动。按时长期服药,定期检查,控制血压是预防的关键。

18 窒息如何急救处理

①当遇到儿童因异物造成窒息时,应弄清楚是什么原因的窒息,如果是瓜子、花生、糖果等误入气管内,可将儿童的头部朝下,轻轻拍打背部,利用咳嗽将误入的异物咳出。如果自救不成,应立即送医院救治。

②新生儿吸入性窒息:发现后及时用吸球或者吸管将吸入的羊水或奶液吸出,如果羊水或奶液吸出后婴儿仍然没有哭声,此时将婴儿的双腿提起,轻轻拍打婴儿的臀部,刺激婴儿啼哭以缓解窒息。

③为了预防窒息,在给婴儿哺乳后将婴儿抱起俯卧在母亲的怀

里,轻轻拍打其背部,使其将喂养时吸入的空气排出,这样可以减轻呃
逆与呕吐。

专家提醒 ·

　　造成窒息的原因很多,有呼吸道异物、新生儿吸入性窒息等。
呼吸道异物通常见于儿童及老年人,儿童不慎将食物(瓜子、花
生、糖果等)或异物(小玩具等)误入气管,老年人进食吞咽缓慢,
遇到咳嗽时食物误入气管造成窒息。也有成年人在进食的时候,
打闹玩耍谈笑时,不慎将食物误入气管或呼吸道,造成窒息。新
生儿吸入性窒息多见于出生时羊水吸入造成窒息,也有新生儿在
喂养后溢奶或吐奶时没有被及时发现,造成吸入性窒息。

19 癫痫发作怎么办

　　当癫痫发作时,尽早使患者采取卧位,防止窒息。解开衣领扣、裤
带,取出假牙。将小毛巾或者口罩放在患者的上下牙齿之间,以防咬
伤舌头。抽搐时可用双手按压肢体,以免碰伤肢体造成骨折。

专家提醒 ·

　　癫痫俗称羊角风、羊痫风,是由于大脑神经元异常放电所引
起的反复发作的短暂性大脑功能失调。癫痫可分为原发性和继

发性两类。原发性癫痫有遗传因素,也有不明原因的。继发性癫痫多为脑部及全身性疾病所致。癫痫发作可分为全身性大发作及局灶性发作。

⑳ 咯血怎么办

保持情绪稳定,不要惊慌。咯血过程中不要屏气,也不要自行将血块咽下。大咯血时患者取头低足高的体位,头部偏向一侧,目的是将咯出的血排至口腔外。轻轻拍患者的背部,让血液尽量咯出,防止吸入性窒息。

专家提醒

咯血和呕血的原因很多,首先要区分是咯血还是呕血。咯血为鲜红色,呈泡沫状,混有痰液。此情况见于有呼吸道病史或心脏病史的患者。咯血前喉部有发痒的感觉。呕血为暗红色的或棕色的,常伴有食物残渣。呕血前上腹部有不适的感觉。患者有胃病史或肝病史。

㉑ 便血怎么办

便血要观察并确定是鲜血还是黑便（柏油便）。如果是鲜血应考虑是痔疮、肛裂或是肠息肉、肠肿瘤。应到医院就诊。

专家提醒

出现血压下降、心悸、头晕、脉搏细速 120 次／分等症状，说明仍在继续出血，应该立即到医院就诊。

㉒ 触电如何急救处理

①迅速脱离电源：如电源开关很近，应立即关闭电源；用干燥木棒、竹竿等将电线从患者身上挑开；拉开触电者。

②现场实施 CPR，低电压触电应及早实施 CPR。

③触电者必须留院观察 24 小时，因电击伤患者可发生迟发性心脏骤停或呼吸骤停。

④局部灼伤的伤口用清洁敷料包扎。

专家提醒

处理电击伤时，应注意有无合并其他脏器损伤。不要随意搬动伤员。若遇到闪电,应当迅速到就近的建筑物内躲避,在野外无处躲避时,要将手表、眼镜等金属物品摘除,找低洼处伏倒躲避,千万不要在大树下躲避。不要站在高墙上、树木下、电线杆旁。

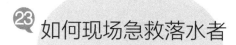

㉓ 如何现场急救落水者

①立即清除溺水者口鼻内的淤泥、杂物、假牙,将其舌头拉至口外,解开衣领扣,保持呼吸道通畅。

②迅速进行控水。把溺水者放在斜坡上,使其头向低处俯卧,压其背部,将吸入的水控出。如无斜坡,救助者半跪位,将溺水者腹部横置于救助者屈膝的大腿上,头部下垂,按压其背部,将口鼻肺部及胃内积水控出。即使排出的水不多,也应抓紧时间实施人工呼吸和心脏按压,千万不可因控水而延误抢救时间。

③对呼吸已经停止的溺水者,应立即进行人工呼吸。一般以口对口吹气为最佳。

④如呼吸、心跳已停止,应立即进行人工呼吸和胸外心脏按压,直到心跳恢复为止。

专家提醒

因为缺少游泳常识或身体不适而溺水的情况时有发生,溺水是由于大量的水灌入肺内，或因冷水刺激引起喉痉挛，造成窒息或缺氧，若抢救不及时，4—6分钟即可死亡。必须争分夺秒地进行现场急救，切不可因急于送往医院而错过宝贵的抢救时机。

24 怎样援救落水者

①若有其他的方法时，尽量不要下水救助。可用竹竿、树枝伸过去或者将绳子抛向溺水者，将其拉上岸，或向其身边抛木板、竹竿、救生圈等能漂浮的物体，支持其浮出水面。

②必须下水救助的，应从背后接近溺水者，牢牢将其抓住拖出水面，并设法让溺水者镇定下来，然后拖上岸。救助时，若自己被慌乱的溺水者抓住，要马上设法挣脱。如无法脱身，要深吸一口气，沉到水里，溺水者自然松手。

专家提醒

在援救落水者时，首先要保证自身安全，救助者要搞清楚状况再对落水者进行救援，以免救人不成反而害了自己。尽量不要下水，如果下水则尽量选择从背后救人。

㉕ 中暑如何急救处理

①冷敷头部。将患者搬到通风阴凉处或者有冷气的地方。解开患者的衣领扣、裤带,用湿毛巾冷敷头部。

②补充淡盐水和糖水。可用棉签或纸条刺激患者的鼻腔,帮助其恢复意识。患者的意识恢复后给予少量的淡盐水或糖水。

③如果经过各种简易的刺激方法患者仍然没有恢复意识,并出现肌肉痉挛,应立即送往医院。

专家提醒

当外界温度过高时,机体通过辐射和对流散热发生故障,加之外界湿度过高或湿热高温,人体汗液的蒸发亦受影响,散热困难,体内的热贮存过多。特别是在劳动或剧烈运动时,体内产生的热量增加,并超过人体的耐受限度,从而导致中暑。夏季气温高,要尽量减少户外活动。在高温的室内工作时,将门窗打开通风,也可以使用电风扇(空调)降温。随身携带清凉油、人丹、风油精。口服"十滴水"或其他解暑药,应用民间的刮痧效果也很好。

㉖ 烫伤、烧伤如何处理

①**四肢烫伤:**烫伤的四肢可用流动的清水冲洗30分钟。

②**皮肤烫伤**：表面禁止涂抹麻油、酱油等，容易导致感染，且会影响医生对伤情的判断。

③**水泡**：不要自行处理，送往医院后由医生处理。

④**化学烧伤**：用流动的自来水冲洗 30 分钟以上，被化学液体腐蚀的外套及内衣用剪刀剪去。尤其是 T 恤衫，被化学液体浸湿后，如按常规方式脱，容易使面部皮肤受到化学液体的腐蚀，造成二次伤害。

专家提醒

家庭日常生活中经常有烧伤、烫伤事件发生，如果伤者及其家属没有及时做好紧急处理，错过最佳的救治时机，会加重伤者的痛苦，留下瘢痕。如果伤处的面积很小，程度很轻，经过冷水浸泡后，可以涂抹烫伤软膏等。所以，家中应置备烫伤软膏，此类药物在药店可以买到。

㉗ 被狗咬伤怎么办

应尽快用肥皂水和有一定压力的流动清水交替清洗被咬伤和抓伤的每处伤口至少 15 分钟。彻底冲洗后用浓度为 2%—3% 的碘酒或浓度为 75% 的酒精消毒，局部伤口原则上不予包扎。然后必须到医院进行狂犬病的预防处置：尽早进行狂犬病疫苗的接种，必要时尽早使用狂犬病被动免疫制剂。

专家提醒 ··

高危人群(持续频繁暴露于狂犬病病毒危险环境下的个体)
推荐进行暴露前预防性狂犬病疫苗接种。一般人群均属于暴露
后预防,疫苗接种可采用 5 针法,第 0、3、7、14、28 天各接种 1 针,
或采用 2—1—1 程序,第 0 天接种 2 针,第 7、21 天各接种 1 针,
如为大面积Ⅲ级暴露,可使用狂犬病被动免疫制剂。

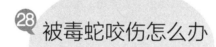

28 被毒蛇咬伤怎么办

①当被蛇咬伤后无法判别蛇是有毒还是无毒时,一律按照毒蛇咬
伤处理。

②立即在伤口上方近心端处缚扎布条,松紧以阻断静脉血和淋巴
液回流为度,防止毒素扩散。

③限制活动,也可以减少毒素吸收。

④伤口周围的皮肤用肥皂水或清水洗净,去除毒牙和污物。

⑤伤口深者,可切开真皮或以三棱针扎破肿胀皮肤,再以吸奶器或
拔火罐等抽吸,促使毒液流出。

专家提醒 ··

被毒蛇咬伤后伤口表现为红肿、剧痛、流血不止,患者出现恶

心、呕吐、晕厥,同时出现流鼻血、眼结膜出血、皮下出血、呕血、咯血、尿血等症状。无毒蛇咬伤后会留下一排整齐的齿痕。毒蛇咬伤后留下的齿痕中有两颗毒牙齿痕,较一般的无毒蛇的齿痕大而深。如果是无毒蛇咬伤,则约15分钟后伤口处的红肿及疼痛会缓解。如果有需要家中可备上海蛇药或南通蛇药,那是最好的全身解毒有效药。

29 鱼刺卡喉怎么办

首先用洗净的手指或筷子刺激舌根促使患者呕吐,把胃里的东西都吐出来,鱼刺也就随食物吐出,这种方法极为有效。如鱼刺未呕出,其位置又明显可见,可用筷子或勺子压住舌体,用镊子将鱼刺夹出。若鱼刺刺破食管,有可能引发严重感染,如纵膈脓肿,甚至败血症,危及生命。

专家提醒

若不慎吞下鱼刺等尖锐异物,切不可用吞咽干馒头或米饭的办法来处理,以免使鱼刺等尖锐异物进入深部,容易造成食管损伤,处理也更困难。也不必通过喝醋来软化异物以将其除去,因为这是无效的。

㉚ 鼻出血应该怎么办

①**指压止血法**：鼻中隔前部少量出血者或偶尔一次出血，量不多，可用指压止血法。用拇指和食指捏住两侧鼻翼，压迫 5—10 分钟。指压期间也可在患者的前额、后颈部用冷毛巾或冰袋冷敷，以促进血管收缩，减轻鼻出血。

②**鼻腔填塞止血法**：当患者鼻出血较多，在准备去医院的同时，也可采取鼻腔填塞止血法。将干净的卷紧的纱布条或棉花条轻轻填塞住患者的前鼻孔和后鼻孔，并用食指和拇指紧捏鼻翼，以压迫止血。在放入纱布条或棉花条时，要注意让纱布条或棉花条露在外面少许，以便取出。

③**迅速就医**：鼻出血的患者经过上述各种方法处理后，即使出血已经止住，也应到医院找耳鼻喉科的医生进行进一步检查和治疗，以免病情反复。

专家提醒

鼻出血通常是指鼻腔、鼻窦或鼻咽部的血管破裂而致的出血，可发生于各年龄段、不同时间和季节。鼻出血既是许多疾病的一种症状，也是一种疾病。

鼻出血时勿紧张，当出血较多时，患者往往比较紧张，但作为患者的家属，千万不能紧张，否则会加剧患者的恐惧。要安抚患者,陪伴在他的身边,消除他的紧张、恐惧心理。鼻出血时,血液可堵塞上呼吸道而导致窒息,所以鼻出血时头要前倾,切忌仰头。要把流入口腔的血液尽量吐出,勿将血液咽下,以免刺激胃肠道引起恶心、呕吐或误吸入呼吸道而引起窒息。

③1 孩子不慎咬断体温计怎么办

发现孩子咬断体温计后,除了及时处理口腔内残余玻璃碎片外,可以马上给孩子吃生鸡蛋或牛奶,利用蛋清和牛奶中的蛋白质与水银结合,使水银沉淀而容易排出。也可以给孩子吃韭菜等高纤维的蔬菜,将水银包裹起来,排至体外,以消除不利因素。

专家提醒

孩子感冒发热,免不了要测量体温,如果孩子不小心咬断了体温计,家长一定十分焦急和不安。一则担心破碎的玻璃片会戳破孩子的口腔和咽喉腔的黏膜,二则担心体温计中的水银(即金属汞)被吞至胃肠,引起水银中毒。其实,家长不必如此惊慌,更不要失措。因为水银在常温下是一种液态重金属,化学性质稳定,其本身无毒,只有在被氧化成汞离子后,才会被吸入体内引起中毒。而吞入胃肠内的水银很快就被食物包裹住,与空气隔离开来,即使在肠内逗留时间较长,吸入量也是极微小的,仅是摄入量的万分之一，对人体器官无刺激性和腐蚀作用，更不会引起全身性中毒。

㉜ 一氧化碳中毒如何急救处理

①立即打开门窗，并迅速将患者抬至通风阴凉的地方，解开衣领扣，注意保暖。

②如果家中备有氧气，立即吸氧，最好是纯氧。安静地休息，减少脑和心脏的耗氧。病情危重者立即送往医院救治。

专家提醒

一氧化碳中毒多为冬季使用煤炉取暖，室内门窗紧闭，大量的一氧化碳蓄积室内而致。轻度中毒者，头有重感，伴有头晕、头痛、乏力、恶心、呕吐、心悸等症状；中度中毒者，除有上述症状外，还可能伴有面色潮红、口唇呈樱桃红色、多汗、烦躁、昏睡等症状；重度中毒者，各种反射消失、大小便失禁、四肢冰冷、面色苍白或青紫、呼吸抑制、血压下降。

33 亚硝酸盐中毒怎么办

①大量饮水后给予催吐或洗胃。

②服用硫酸镁导泻。

③呼吸困难的及时给予氧气吸入。

④严重者及时送医院救治,输注血液或血液透析治疗。

专家提醒

引起亚硝酸盐中毒的原因主要是误将亚硝酸盐作为食盐食用，或者食用过腌菜泡菜、腐烂青菜或野菜。中毒的主要表现：头痛、头晕、恶心、呕吐、乏力、心悸、发绀；严重者还会出现呼吸困难、肺水肿、血压下降、心律失常、惊厥、昏迷等症状。

34 有机磷农药中毒如何急救处理

①及时清洗被污染的皮肤,更换衣服,避免继续吸收。

②及时催吐,排除毒素,减轻中毒。

③中毒严重者及时送往医院进行洗胃。

专家提醒

　　有机磷多用作农药、杀虫剂。通常在接触过程中因不慎或误服引起中毒,也可以通过皮肤、呼吸道、消化道吸收中毒。中毒表现为头痛、头晕、昏沉、腹痛、呕吐、大汗淋漓、肌肉震颤,严重的可昏迷、抽搐、大小便失禁。中毒者往往因肺水肿、呼吸麻痹或循环衰竭而死亡。患者呼出的气体及呕吐物类似蒜的味道。瞳孔缩小是有机磷中毒的主要表现和特征。

㉟ 外伤出血的常用止血方法有哪些

　　①**指压止血法**:用于小血管损伤后的止血。指压止血法,是将手拇指或其他手指压迫在动脉出血点的近端。出血最容易被压住的部位被称为压迫点。止血时要求了解和熟悉血管的走向及动脉的压迫点,间歇压迫止血。此方法为简单易行的临时止血法。

　　②**加压包扎止血法**:适用于各种伤口。用纱布或无菌棉垫覆盖伤口后,再用力加压包扎,但要注意加压时间不能过长。

　　③**止血带止血法**:常用的止血带为橡胶制品,它具有较强的伸缩性,止血效果好。一般用于血管损伤后的大出血。如果在没有条件的情况下发生大出血,可以用皮带、三角巾、绷带或者电线、绳带等临时止血。将止血带置于伤口的近端,止血带的部位下面用毛巾或衣服衬

垫好,再扎止血带。紧急情况下可以就地取材,除橡胶止血带外,其他止血带是没有弹性的,因此使用时,必须借助小木棒将绳带绑紧,使其达到止血的目的。每隔60分钟放松止血带3—5分钟,松解时用指压止血法替代,防止局部组织缺血坏死。

专家提醒

使用止血带止血法控制肢体出血有效,但可能造成神经、肌肉损伤,肢体也会因缺血造成坏死,不是万不得已时,不要使用此法。

36 外伤后如何急救包扎

包扎的方法很多,原则是以达到包扎止血为主要目的。包扎时松紧要适宜,过松容易脱落,过紧会使组织血流不畅,局部肿胀。使用绷带包扎原则:从远心端至近心端自上而下、自左至右。包扎上肢肘关节时,要弯曲,保持功能体位。包扎下肢时要伸直腿,同样保持功能体位。

专家提醒

包扎是外伤急救常用的方法。包扎的作用主要有保护伤口、压迫止血、减轻疼痛、避免伤口感染。常用的包扎材料有绷带、三角巾、纱布等。在紧急情况下,可以用干净的衣服和床单、被单及毛巾等代替。

③⑦ 颅脑外伤如何急救处理

轻型颅脑外伤可以不用处理,卧床休息即可。中型颅脑外伤,卧床休息,注意观察病情变化。颅内如有少量出血,可以头枕冰袋,注意观察瞳孔变化,如果出现反复呕吐,昏睡逐渐转变为昏迷,说明颅内在继续出血,应立即送医院救治。

专家提醒

颅脑外伤可以说是外伤中最常见的。交通事故、建筑事故、打架斗殴、暴力冲击等都可致颅脑外伤。颅脑外伤可分为轻、中、重型。轻型表现为患者意识清楚,一过性的记忆丧失,无颅骨骨折,头痛、头晕。中型表现为患者意识丧失,但时间较短,头痛、头晕、恶心,呕吐呈喷射状,伴有颅骨骨折。重型表现为患者意识完全丧失,昏迷,颅内有血肿,伴有颅骨骨折。

③⑧ 外伤后骨折如何急救处理

①**开放性骨折止血是主要的**。就地取材,皮带、绷带、布条等均可作临时止血带使用。止血带在伤口的近心端扎紧。注意在扎止血带

处垫上毛巾或床单、衣服等布料,避免止血带直接接触皮肤。

②**包扎和固定。**避免污染伤口,用干净的毛巾或纱布覆盖。如果是肢体骨折,可以用木条或窄木板代替夹板将骨折固定好,防止骨折错位损伤软组织、血管及神经。还可以用绷带、纱布代替三角巾,将骨折上肢悬吊在颈部,减轻疼痛,防止骨折错位。如果是腰椎骨折,一定要用木板床搬运伤员,切不可随意搬动伤员,以防止损伤脊髓神经。

③**使用止血带时松紧要适度。**如果是皮带、绷带或线绳类做临时止血带的,由于临时止血带无弹性,可以借助小木棒将绳带绑紧,使其达到止血的目的。每隔 60 分钟放松止血带 3—5 分钟,松懈时用指压止血法替代,防止局部组织缺血坏死。

④**若是下肢骨折,可以适当抬高患肢,促进血液回流。**

专家提醒

骨折可分为开放性骨折和闭合性骨折两大类。开放性骨折是骨折端刺破皮肤使局部软组织损伤,骨折端外露。患者表现为:神志淡漠、表情痛苦、伤口疼痛、活动受限、出冷汗、脉搏细弱快、血压偏低,此时有可能出现出血性休克。闭合性骨折是骨折部位明显变形,局部肿胀、疼痛、活动受限。

39 高空坠落如何急救处理

①搬运和转运伤者尽量由专业急救人员完成，以减少二次损伤可能。绝对禁止一个人抬肩膀，另一个人抬腿的搬运方法，以免发生或加重截瘫。并迅速将伤者送往就近医院救治。

②对创伤做局部简单包扎，但是对疑有颅底骨折和脑脊液漏的伤者切忌做填塞止血，以免导致颅内感染。

③如周围血管损伤出血，应当采取止血措施。注意观察有无合并其他脏器的损伤，高空坠落常合并颅脑外伤、血气胸、内脏破裂、四肢和骨盆骨折等。

专家提醒

高空坠落着地部位不同，损伤部位也不同。如足或臀部先着地，外力会沿脊柱传导到颅脑导致损伤；由高处仰面坠落时，背或腰部受到冲击，可以引起腰椎前纵韧带撕裂、椎体裂开或椎弓根骨折，容易导致脊髓损伤。

第2章

心血管系统疾病
健康知识

1 高血压的判断标准是什么

高血压是一种慢性疾病，指动脉血管壁所承受的压力持续处于高水平。就成年人来说，非同日三次测量上臂血压，若收缩压 ≥ 140mmHg 和（或）舒张压 ≥ 90mmHg 即可诊断为高血压。

专家提醒

正常的血压范围并不固定，睡眠时血压降低，情绪紧张、活动时血压升高。随着年龄增长，血压也会逐渐升高。

❷ 高血压与哪些因素有关

高血压与很多因素有关,包括年龄、职业、遗传、超重和肥胖、高盐饮食、长期吸烟、长期的紧张与焦虑等。

专家提醒 ●

90%—95% 的高血压属于原发性,即病因不明,另外 5%—10% 属于继发性,即在其他疾病的基础上引发,如肾病引发的高血压。

❸ 高血压患者如何自我保健

①饮食以清淡为主,少吃过咸的食物,如咸鱼、腐乳、咸蛋、虾酱、榨菜等。建议每人每日食盐摄入量不超过 6 克(与啤酒瓶盖齐平为 6 克,另外现在有 6 克的控盐勺)。减少动物脂肪及高胆固醇食物的摄入,如猪油、奶油、猪脑、蛋黄及动物内脏等,尤其注意隐蔽的动物脂肪,如香肠、排骨等。建议每人每日烹调用油少于 25 克,用橄榄油或菜籽油代替烹调用油。控制总热量,主食每日 200 克(女)/ 300 克(男),粗细粮合理搭配。

②坚持规律运动，成年人在一周内至少保证 150 分钟中等强度的体能活动，注意劳逸结合，根据个体差异，量力而行。运动的最佳形式是有氧运动，如步行、慢跑、游泳、骑车、爬山等。运动的适宜时间是傍晚。

③保持理想体重，以成年人来说，体重指数（BMI）应维持在 18.0—24.0。BMI= 体重（千克）÷ 身高（米）的平方（平方米），例如：一个体重 52 千克的人，身高 1.60 米，则 BMI=52 /1.60^2=20.3。

④戒烟限酒。

⑤平时要保持乐观的心情，注意情绪的调节。

专家提醒

高血压的自我监测很重要。首先应先了解自己目前有无其他并发症，查明有无高血脂、糖尿病，有无心脑肾损害或其他疾病。了解自己的血压应控制在什么水平，一般患者要求小于 140 / 90mmHg，糖尿病、慢性肾病患者小于 130 / 80mmHg。

④ 高血压患者如何选择降压药

目前常用降压药物可归纳为五大类，即利尿剂、β - 受体阻滞剂、血管紧张素转换酶抑制剂、钙离子拮抗剂和血管紧张素Ⅱ受体拮抗剂。

①利尿剂：主要包括氢氯噻嗪、呋塞米（速尿）、螺内酯、吲达帕胺片。此类药物适用于治疗伴有心力衰竭、哮喘或肺心病的高血压病人以及单纯性收缩压增高的老年高血压病人。常见不良反应有乏力、血钾降低或升高、血钠降低。

② β - 受体阻滞剂：包括美托洛尔、阿替洛尔（氨酰心安）、比索洛尔、拉贝洛尔、卡维地洛。此类药物适用于治疗伴有心绞痛、快速性心律失常、心肌梗死的高血压病人及处于妊娠期的高血压妇女。常见不良反应有负性肌力作用、心动过缓、急性心力衰竭、支气管哮喘、病态窦房结综合征、房室传导阻滞。

③血管紧张素转换酶抑制剂：包括卡托普利（甲巯丙脯酸）、依那普利、贝那普利、赖诺普利、雷米普利、福辛普利、西拉普利、培哚普利等。这些药物适用于治疗伴有心力衰竭、左心室肥厚或心肌梗死的高血压病人，以及合并有糖尿病、肾病的高血压病人。常见的不良反应有刺激性干咳、血管神经性水肿等。高钾血症患者、妊娠妇女和双肾肾动脉狭窄患者禁用。

④钙离子拮抗剂：包括苯烷胺类（如维拉帕米）、地尔硫卓类（如地尔硫卓）及二氢吡啶类药物。二氢吡啶类降压药包括硝苯地平、氨氯地平、非洛地平、拉西地平、贝尼地平、尼群地平。这些药物适用于治疗伴有心绞痛、周围血管病变或糖尿病的高血压病人。常见不良反应有头痛、面部潮红、心率增快、下肢水肿。对于伴有充血性心力衰竭或房室传导阻滞的高血压病人应减量或谨慎使用非二氢吡啶类钙离子拮抗剂。

⑤血管紧张素Ⅱ受体拮抗剂：包括氯沙坦、缬沙坦、厄贝沙坦、替

米沙坦、奥美沙坦酯、坎地沙坦。其适应证与血管紧张素转换酶抑制剂相同。常见的不良反应有头晕、皮疹、腹泻等。孕妇禁用血管紧张素Ⅱ受体拮抗剂。

专家提醒

　　不同类型的高血压病人，其选用的降压药也不一样。降压药必须在医生指导下使用，切勿自行购药服用，而且要定时服药，长期服药，定期检查。

❺ 服用降压药应注意哪些事项

　　①**坚持服药**。定时定量服药，尽可能在每日相同时间服药，如果忘记服药，应尽快补服，如果当时已接近下一次服药时间，就无须补服，忌服双倍的药量。

　　②**耐心服药**。每个人对每种药的反应各不相同，而且每个人的最适宜剂量也各不相同，医生需要试用一段时间，才能选出最合适的药物与最佳剂量，在这方面，患者要有耐心与医生充分配合。

　　③**切莫急功近利**。一般要求2—4周使血压达标。因为血压迅速降低会使心和肾血流量减少，诱发心绞痛和肾功能减退，所以，降血压需要平稳进行，除非出现了高血压急症时才需要快速降压。

专家提醒 ●●●●●●●●●●●●●●●●●●●●●●●●●●●●●●●●

高血压患者服用降压药,必须听从医生的指导,随时根据身体的实际情况、季节变化做出调整,确保用药安全。千万不能自行减量或停药、随意换用其他降压药物,否则会出现难以预料的危险。

❻ 何时服用降压药效果最佳

通常高血压病人的 24 小时血压波动规律与正常人相似,即呈勺形曲线,出现晨峰血压。但部分患者的血压波动规律会有所差异,呈反勺形曲线,即白天血压低,晚上血压高,不出现晨峰血压,而是夜间达血压峰值。有的病人血压波动规律则是两峰两谷,即 8:00—11:00 和 15:00—18:00 时达到峰值,中午和夜间达到谷值;有的是两峰一谷,即中午的低谷不明显,只有夜间一个低谷。即便是血压呈勺形曲线波动的病人,其晨峰血压出现的时间也不尽相同。由此可见,不同的病人其"血压峰值"出现的时间也不同。因此,患者在服药时,一定要听从医生的建议,避免不当时间服药造成严重的后果。

专家提醒 ●●●●●●●●●●●●●●●●●●●●●●●●●●●●●●●●

夜间血压过低的患者,不要在临睡前服用降压药,防止由于夜间睡眠状态时血压过低而导致危险。每天服用一次的长效降压药,一般建议在早上起床后服用;如果是每天服用多次的短效降压药,最晚一次建议在睡前 3—4 小时服用,并经常监测一天中的血压变化,合理安排服药时间。

⑦ 预防冠心病应当注意哪些事项

①**去除诱因**。患者及家属应掌握心绞痛发作的缓解方法,改善生活方式,尽量避免饱餐、过度劳累、用力排便、寒冷刺激、情绪激动等心绞痛发作的诱因。

②**合理休息和活动**。每日有氧运动 30 分钟,每周运动不少于 5 日。避免竞技性活动和屏气用力动作,避免精神过度紧张和长时间工作。

③**合理膳食**。宜摄入低热量、低盐、低脂、低胆固醇饮食,多吃蔬菜、水果和粗纤维食物。避免暴饮暴食,少食多餐。

④**严格戒烟限酒**。

⑤**定期复查**。定期复查心电图、血压、血糖、血脂、肝功能等。如果心绞痛发作时含服硝酸甘油未缓解,或心绞痛发作比以往频繁、程度加重、疼痛时间延长,需警惕心肌梗死的发生,应及时就医。

专家提醒

冠心病是指冠状动脉粥样硬化或痉挛,使血管腔阻塞,导致心肌缺血缺氧而引起的心脏病。临床常见为心绞痛、心肌梗死。

⑧ 如何判断心绞痛与心肌梗死

①心绞痛是指冠状动脉供血不足，心肌急剧的、暂时的缺血缺氧所引起的临床综合征。主要表现为胸骨后压榨样疼痛，可放射至心前区和左上肢，持续数分钟，多为 3—5 分钟，很少超过 30 分钟，休息或含服硝酸甘油可缓解。过度劳累、情绪激动、饱食、寒冷、上楼、爬坡及吸烟酗酒等为诱发因素。

②心肌梗死是指在冠状动脉病变的基础上，发生冠状动脉血供急剧减少或中断，使相应心肌严重而持久缺血，导致心肌坏死。主要表现为持续性胸骨后或心前区剧烈疼痛超过 30 分钟，常伴有大汗、烦躁不安、恐惧及濒死感等症状，休息或含服硝酸甘油无效。少数患者胸痛症状不明显，部分患者疼痛放射至下颌、颈部、上腹部和背部，表现为牙痛、胃痛。

专家提醒

严重的心梗可发生心律失常，常见的有室性心律失常，下壁心梗容易发生房室传导阻滞，还会出现低血压、休克、心力衰竭甚至危及生命等情况。

⑨ 冠心病患者用药应注意哪些事项

①必须在医生指导下服药,不要擅自增减药物。外出时,随身携带硝酸甘油或硝酸异山梨酯片以备急需。硝酸甘油见光易分解,应放在棕色瓶内存放于干燥处,以免潮解失效。药瓶开封后每6个月更换一次,以确保疗效。

②应用他汀类药物是为了抗动脉粥样硬化、稳定斑块,应该足量、长期使用,并定期监测血肝功能及肌酸激酶等生化指标。抗血小板药物,如阿司匹林肠溶片,只要没有禁忌证,应终身服用,有效剂量是每天75—150毫克。不良反应主要是出血和对胃有刺激,服药过程中,如有牙龈出血或近期无故出现皮下瘀斑,应及时到医院就诊。β-受体阻滞剂,如倍他乐克、富马酸比索洛尔(康忻),不良反应有心动过缓、乏力、胃肠不适等,注意不要突然停用。

专家提醒

病人服药是有讲究的,不能随随便便,随意服药。注重服药的细节规定,往往可以有效增强药物的疗效;反之,随意服药不仅治不了病,还有可能导致不良后果。

⑩ 治疗冠心病有哪些介入手术

经皮冠状动脉介入术，简称为 PCI，是指经导管通过各种方法扩张狭窄的冠状动脉，从而达到解除狭窄，改善心肌血供的治疗方法。首先要经过冠状动脉造影术，使用特制的心导管，经股动脉或桡动脉送至主动脉根部，分别插入左、右冠状动脉口，注入少量造影剂，显示左、右冠状动脉及其主要分支。

①**经皮冠状动脉球囊血管成形术**：球囊导管从股动脉或桡动脉送至主动脉根部，到达冠状动脉狭窄处，通过适当压力充盈球囊，使狭窄段血管扩张，解除其狭窄，改善心肌血液供应。

②**冠状动脉支架植入术**：在冠状动脉明显狭窄处植入支架，解除其狭窄，改善心肌血液供应。包括裸金属支架、药物洗脱支架，近年来还有新型的可吸收支架。

此外，PCI 还包括高频旋磨术、定向旋切术、超声血管成形术等。

专家提醒

冠状动脉成形术缓解冠心病症状的效果比药物治疗可靠。应用于冠状动脉严重梗阻（70%—100%）、急性心肌梗死配合溶栓法、冠状动脉搭桥术后再狭窄等。术后主要并发症是再狭窄。术后仍需坚持服用硝酸甘油酯类、波立维、阿司匹林、他汀类药物，可以防止或减少再狭窄。

⑪ 什么是病毒性心肌炎

病毒性心肌炎是由各种病毒引起的心肌弥漫性急性、亚急性或慢性炎症。多见于儿童和年轻人,冬春流感季节发病者更多。轻者无症状,较重者可出现心悸、气促、心前区不适。反映在心电图上,有心肌损害或心律失常表现。

专家提醒

及时有效的治疗可以使疾病痊愈,未及时治疗者可留下后遗症,若反复发作,会导致扩心、心力衰竭。

⑫ 预防病毒性心肌炎应当注意哪些事项

预防病毒性心肌炎,首先应当预防感冒,一旦感冒绝不可忽视,应及时诊治。经常参加体育锻炼,提高身体抗病能力;经常开窗通风,保持空气新鲜。在感冒多发季节,尽量少去人多拥挤的场所,注意防止各种病毒感染。一旦发现病毒感染,急性期应卧床休息,待症状缓解后,心电图及各项检查正常后才能逐渐增加活动量。恢复期避免过度劳累,注意休息。

专家提醒

积极预防各种感染,特别要注意避免受凉,防止呼吸道感染,切不可掉以轻心,应引起足够的重视。

⓭ 什么是心律失常

正常情况下心脏跳动的频率为 60—100 次/分。由于心脏出现冲动或传导不正常,导致心跳的速率和节律异常的状况,称为心律失常。主要表现为心悸、心前区不适、胸闷、气促、头晕等,有的患者无自觉症状,在做心电图检查时才发现。

专家提醒

正常人偶发心律失常无临床意义,可不予治疗。但由各种原因引起的心律失常,如产生明显的症状,影响患者的正常工作和生活,应给予治疗。主要有药物治疗和非药物治疗(如射频消融、起搏器植入等)两种方法。

14 预防心律失常应当注意哪些事项

①**休息与运动**。避免过度劳累，劳逸结合，保证充足的睡眠。无器质性心脏病可以正常生活和工作。应积极参加体育锻炼，根据心功能情况适当活动，一般以打太极拳、慢跑、步行等为主，每周3—5次，每次30分钟。

②**饮食方面**。避免摄入浓茶、咖啡及辛辣调味品，戒烟限酒。

③**用药方面**。抗快速心律失常药物临床常用的包括美西律、心律平、可达龙等。美西律一般用于治疗室性心律失常，每6小时或8小时服用1次，需严格掌握服药时间间隔，不良反应为恶心、呕吐、便秘、头晕、眼花、震颤等。心律平用于治疗室性早搏、室上性和室性心动过速，每6小时或8小时服用1次，需严格掌握服药时间间隔。该药有局麻作用，并可产生恶心、呕吐等胃肠道反应，应在餐中或餐后服用，还可导致血压短暂下降、头晕、舌麻等。可达龙用于治疗室上性和室性心律失常，服用后会出现恶心、呕吐、便秘、房室传导阻滞、窦性心动过缓等不良反应，用药期间应监测心电图和血压，并严格在医生指导下服用。此外，阿托品类药物，用于治疗心动过缓，因其有扩瞳作用，故青光眼患者禁用，不良反应有尿潴留、视近物模糊、幻觉、口干、体位性低血压等。

✛ 专家提醒 ·····················

重视自我监测。掌握测量脉搏的方法：食指、中指、无名指三指并拢,轻轻按压所触之脉搏,以能清楚测到脉搏为宜,至少 1 分钟。若发现脉率小于 60 次 / 分,并有头晕或黑矇;或心率持续大于 100 次 / 分,并有心悸、胸闷;或脉搏节律不齐,每分钟间歇在 5 次以上时,应及时就诊。

⑮ 治疗心律失常 有哪些介入手术

①**射频消融术**:通过心导管将射频电流引入心脏内特定部位,部分阻断心肌传导系统,从而达到治疗各种顽固性心律失常的目的。

②**植入人工心脏起搏器**:主要用于治疗缓慢性心律失常。

⑯ 什么是心脏起搏器

心脏起搏器是由密封在盒子里的计算机芯片和一块体积小而寿命长的电池及电极组成,它可以通过模拟人的起搏系统发放电脉冲,使心脏跳动。通过手术将起搏器植入胸腔上部或腹腔的皮下,所产生的脉冲通过电极导线进行传送。

专家提醒

植入起搏器后 1、3、6 个月各随访一次,情况稳定后每半年随访一次，以调整起搏器的功能。起搏频率减低原来的 10% 是电池耗竭的信号，应每周随访一次并及时更换起搏器电池。

ⓘ 植入心脏起搏器的患者需要注意哪些事项

①**日常生活注意点**。生活要有规律，如果没有严重的器质性心脏病或其他疾病，可正常工作、学习、旅行。避免剧烈运动，患侧肢体应避免用力过度、幅度过大的动作。衣服不可过紧，穿柔软的内衣，女性勿戴过紧胸罩。避免使用挂肩背包，避免撞击和摩擦。如果出现头晕、黑曚、胸闷、乏力、不停打嗝或感到异常发热等，及时到医院就诊。

②**用药方面**。安装心脏起搏器一般只能解决"心率慢"的问题，并不是装了起搏器心脏病就好了。尽管安置了起搏器，还是需要同时服用抗心律失常及其他药物。

③**避免磁场干扰**。平时生活中，大多数家用电器都可以安全使用，包括微波炉、电视机、音响、吸尘器、电热毯等。在医院进行任何医学检查前，如磁共振检查、冲击波碎石检查、超声检查等，请预先告知医护人员自己装有起搏器。远离强磁场场所，如大型电机、高压设备、电弧焊接设备、电力传输场所、广播电视发射站等。不要进入有"起搏器患者禁入"警示标志的场所。身体不要接触商店的防盗门、机场的安检系统，但是正常通过没有问题。下雨有雷电时，尽量待在

屋内不要外出。

④**学会自测脉搏**。监测脉搏应该保证每天在同一种身体状态下，如每天清晨醒来或静坐 20 分钟后。监测脉搏要持之以恒，尤其在安装初期及电池将耗竭时，初期探测脉搏可了解起搏情况，末期探测则可及早发现电池剩余能量。一般来说，如果连续一周以上，每天脉搏比以前慢了 7 次或以上，就应及时就医。

专家提醒

外出注意尽量随身携带起搏器植入卡，卡片注明患者姓名、年龄、住址、疾病诊断以及安装起搏器的类型、型号、安装日期等，以便发生意外情况时能迅速有效地得到处理。

第3章

呼吸系统疾病
健康知识

1 流感与普通感冒有何不同

①**病原体不同**：普通感冒多数由病毒引起，也可由副流感病毒、呼吸道合胞病毒等引起；流感仅由流感病毒引起。

②**症状不同**：普通感冒以鼻咽部症状开始，如鼻塞、咽痛、打喷嚏，低热，全身症状轻；流感首先是出现寒战、高热、全身疼痛等全身症状，而鼻塞、流涕、咽痛等上呼吸道症状出现较晚。

专家提醒

在天气突然变冷或春秋季节交替的时候,有些人就不停地打喷嚏、流鼻涕,反复吃感冒药或者消炎药,症状也不见减轻。其实,单纯的打喷嚏、流鼻涕并不都是"感冒",有可能是患了"过敏性鼻炎",必要时可去医院检查一下过敏源。

❷ 什么是支气管哮喘

支气管哮喘(简称哮喘)是由多种细胞,如嗜酸性粒细胞、肥大细胞、T淋巴细胞、中性粒细胞、气道上皮细胞等和细胞组分参与的气道慢性炎症性疾病。

专家提醒

如果有接触变应原、冷空气、物理性刺激、化学性刺激,或有病毒性上呼吸道感染,或运动以后,有反复发作的咳嗽和(或)胸闷、气喘,而且在夜间及凌晨发作或加重,就需考虑有哮喘的可能,需进一步到医院行支气管激发试验或舒张试验,试验结果若为阳性即可诊断。

③ 哮喘的发病与哪些因素有关

哮喘与遗传有关，具有家族聚集现象，亲缘关系越近，患病率越高。哮喘还与变应原（也称为过敏源），如室内变应原（尘螨、家养宠物、蟑螂）、室外变应原（花粉）、职业性变应原（油漆、饲料、染料）、食物（鱼、虾、蛋类、牛奶）等多种因素有关。哮喘甚至还与某些药物、大气污染及吸烟、运动、肥胖等因素有关。

专家提醒

如果哮喘长期不予控制，严重发作时可并发气胸、纵隔气肿或肺不张，长期反复发作可导致慢性阻塞性肺病、支气管扩张和肺源性心脏病。

④ 哮喘的主要预防措施有哪些

①积极参加适当的体育锻炼，以增强身体的抵抗力。平时应注意防止感冒。在日常生活中避免过度劳累、淋雨、受凉或精神情绪上的刺激。

②注意避免与尘螨的接触，或进行脱敏治疗，是预防哮喘发作的

主要措施。定期通风,或勤洗卧具,如床罩、床单、被套和枕套等,至少每 2 周左右洗涤 1 次、高温洗涤 1 次。所洗物品宜在 55℃以上的热水中浸泡 10 分钟,这样能有效地杀死尘螨。对于难以洗涤的卧具,应拿到太阳下曝晒和反复拍打。

③仔细查找过敏源。在日常生活中要留意观察每次哮喘发作的诱因。尽量不要在室内摆放花草,不要使用皮毛、羽绒或蚕丝织物;不养宠物;避免接触刺激性气体,以免诱发哮喘。

④饮食方面。许多食物可作为过敏源引起哮喘,如鸡蛋黄、羊肉、狗肉、海鱼、蛤类、蟹、虾、木瓜、韭菜、金针菜、笋(或笋干)、辣椒、胡椒、香精、色素、巧克力、雪糕等冷饮、汽水等碳酸饮料、酒、咖啡、浓茶等。饮食宜温热、清淡、松软,少量多餐。

⑤了解哮喘药物治疗的相关知识,不但能有效控制哮喘发作,还可起到积极的预防作用。

专家提醒 ●

　　哮喘是常见病,其本质是气道的慢性炎症和气道高敏感性。目前,治疗哮喘还没有特效药。哮喘症状可缓解,但无法治愈,需要长期的治疗。哮喘对人的健康危害很大,严重影响正常生活。要想有效控制哮喘,使其不发作或尽可能少发作,关键在于平时注意预防,并遵从医嘱长期维持治疗,定期随访。

⑤ 慢性阻塞性肺病（COPD）的防治措施有哪些

①**平时注意预防感冒，防止受凉。**感冒、着凉、下呼吸道反复感染是加重 COPD 和导致其急性发作的诱因。

②**最重要的措施是戒烟。**COPD 患病及急性加重都与吸烟有关，香烟中含有大量的有害物质，主要是焦油、尼古丁等，有毒烟雾和颗粒物质刺激呼吸道黏膜，损害肺部。吸烟量越多，时间越长，COPD 病情越严重。因此，COPD 患者必须戒烟。这是降低 COPD 发生危险、阻止病情进展（不能使损害逆转）的最经济有效的方法。

③**药物治疗。**在对 COPD 患者的药物治疗中，分为急性期治疗和缓解期治疗。急性期原则上为：吸入支气管扩张剂，口服茶碱、激素，有感染征象者用抗生素，CO_2 潴留患者可予以无创机械通气支持治疗，此方法能有效改善动脉血气，减少死亡率，减少气管插管，减少住院天数；COPD 缓解期，吸入治疗为首选，目前可选用长效抗胆碱能药物（如噻托溴铵粉吸入剂）、糖皮质激素和长效 β 肾上腺素激动剂的联合制剂（如信必可都保、舒利迭等）。

④**长期氧疗。**对于动脉血氧分压小于 55mmHg 的患者，应坚持长期氧疗，每天吸氧时间至少 15 小时，由此，可以明显延长寿命，改善生活质量。

⑤**适当运动。**在稳定期适当做一些慢节奏、温和的体育运动，如太极拳、呼吸操等。

⑥ COPD 急性加重。如出现咳嗽、呼吸困难比平时加重或咳痰出现痰量增多，或咯黄脓痰等情况，需考虑 COPD 急性加重，应及时与医生联系，改变用药方案，并根据病情的严重程度决定进一步治疗方案。

⑦ **手术治疗**。手术治疗是 COPD 治疗的一大进展，包括肺大泡切除术、肺减容术和肺移植。

专家提醒

呼吸锻炼主要应用于非长期卧床治疗的 COPD 患者，能达到减轻呼吸困难、提高机体活动能力、防止发生呼吸衰竭及提高病人的生活质量的作用。呼吸锻炼包括腹式呼吸锻炼、缩唇呼吸锻炼和全身性呼吸体操锻炼。其中缩唇呼吸锻炼的方法为：①用鼻子深吸气，然后用嘴呼气。②呼气时嘴唇缩小，呈鱼口样，呼气时要慢，并用手按压腹部，尽量将气呼出。③深而慢地呼吸，频率 8—10 次 / 分，开始时每日 2 次，每次 10—15 分钟，熟练后可增加次数和延长时间，长期坚持下去，可以改善通气功能。

⑥ 肺癌的发病
与哪些因素有关

① **吸烟**。大量研究表明，吸烟是肺癌死亡率进行性增加的首要原因，与不吸烟者相比，吸烟者发生肺癌的概率平均高 9—10 倍，重度吸烟者至少可达 10—25 倍。

②**被动吸烟也是肺癌的病因之一。**丈夫吸烟的非吸烟妻子,发生肺癌的概率为夫妻均不吸烟家庭中妻子的 2 倍,且随丈夫吸烟量的增大而升高。

③**已被确认的职业因素。**长期接触石棉、砷、铬、镍、铜、锡、铁、沥青、石油、煤焦油、芥子气、三氯苯甲醚、氯甲甲醚和铀、镭等放射性物质衰变时产生的氡和氡子气以及电离辐射和微波辐射等可使肺癌的发生概率增加 3—10 倍。

④**空气污染。**空气污染也是不可忽视的致癌因素,在污染严重的大城市中,居民每日吸入的空气中 PM2.5（指大气中直径小于或等于 2.5 微米的颗粒物）中含有的苯并芘量可超过 20 支纸烟中的含量。

⑤**肺癌的发病与遗传和基因改变明显相关。**

7 肺癌的早期信号有哪些

①无明显诱因的刺激性咳嗽持续 2—3 周,治疗无效。

②原有慢性呼吸道疾病,咳嗽性质改变。

③短期内持续或反复痰中带血或咯血无其他原因可解释。

④反复发作的同一部位肺炎,特别是肺段肺炎。

⑤原因不明的肺脓肿,无中毒症状,无大量脓痰,无异物吸入史,抗炎治疗效果不显著。

⑥影像学提示局限性肺气肿或段、叶肺不张。

⑦孤立性圆形病灶和单侧肺门阴影增大。

⑧原有肺结核病灶已稳定而形态或性质发生改变。

⑨无中毒症状的胸腔积液,尤其是血性、进行性增加者。

专家提醒 ....

　　肺癌早期症状常较轻微,部分患者可无症状,仅在常规体检、胸部影像学检查时才发现。40 岁以上长期重度吸烟者或有危险因素接触史者应每年体检,有以上表现之一,值得高度怀疑,须及时进行必要的检查。

....

❽ 如何治疗肺癌

　　肺癌的预后取决于早发现、早诊断、早治疗。肺癌的治疗方案主要依据肿瘤的病理类型决定,通常小细胞肺癌发现时已转移,难以通过外科手术根治,主要通过化疗或放化疗综合治疗。相反,非小细胞肺癌有局限性,通过外科手术或放疗可根治,但对化疗的反应较小细胞肺癌差。近年来,生物靶向治疗为肺癌的治疗提供了更广阔的空间。

专家提醒 ....

　　根据病理类型不同,肺癌可分为小细胞肺癌和非小细胞肺癌两大类,其中非小细胞肺癌又可分为鳞癌、腺癌和大细胞癌。①

小细胞肺癌的多发年龄为40—50岁,恶性程度最高,早期即可发生血行和淋巴转移,大部分病人初诊发现时已全身转移。②鳞癌多发于老年男性,与吸烟关系密切,血行转移发生较晚,5年生存率较高。③腺癌发生率最高,多见于女性,早期可侵犯血管及淋巴管,引起远处转移。④大细胞癌发生率低,早期可发生血行和淋巴转移。

9 肺炎分类有哪些

①**细菌性肺炎**:较为常见的细菌有肺炎链球菌、流感嗜血杆菌、金黄色葡萄球菌、卡他莫拉菌、肺炎克雷伯菌、铜绿假单胞菌等,此外还有分类上不属于细菌,但某些特征类似于细菌的肺炎支原体、肺炎衣原体。细菌性肺炎通常起病较急,发热、咳嗽、咳痰、胸痛是较常见的症状。此外,还可出现头痛、乏力、腹胀、恶心、呕吐、食欲减退等症状。老年人大多症状不典型,有些仅以食欲减退、乏力为首发症状。

②**病毒性肺炎**:常见病毒为甲、乙型流感病毒、腺病毒、副流感病毒、呼吸道合胞病毒和冠状病毒等。呼吸道病毒通过空气飞沫传播,病人是主要的传染源,病毒存在于鼻涕、痰、唾液中,以咳嗽、喷嚏排至体外。潜伏期末即有传染性,发病初2—3天传染性最强,体温正常后很少带病毒。病毒性肺炎临床症状较轻,但起病较急,发热、头痛、全身酸痛、倦怠等较明显,常在急性流感症状尚未消退时,即出现咳嗽、

咽痛、少痰或白色黏液痰等呼吸道症状。若为重症病毒性肺炎，表现为呼吸困难、发绀、嗜睡、精神萎靡，甚至发生休克、心力衰竭和呼吸衰竭等合并症，也可发生急性呼吸窘迫综合征，死亡率高。

③**真菌性肺炎**：引起肺炎的真菌主要有念珠菌、曲霉菌、隐球菌、卡氏肺孢子菌和毛霉菌。真菌性肺炎大多为继发性，如免疫抑制（艾滋病、服用免疫抑制剂等），长期应用广谱抗生素以及其他重危患者。肺真菌病的临床症状、体征和 X 线表现大多缺少特征性，继发性肺真菌病的临床表现往往被其严重的基础疾病或治疗药物所掩盖和混淆，不易识别。

④**肺寄生虫病**：许多经血循环传播到人体各处的寄生虫，常在肺脏内停留，并引起病变，即肺部寄生虫病。肺部致病性寄生虫常有阿米巴虫、钩虫、血吸虫、肺吸虫等。

专家提醒

肺炎是指肺实质的炎症，病因以感染最常见，其他尚有过敏因素、化学性损伤、免疫损伤等多种因素，一般所说的肺炎指的是感染性因素引起的。临床表现的多样化、病原体多元化以及耐药菌株不断增加是当前肺炎的重要特点。所谓"难治性"肺炎屡见不鲜，婴幼儿、老年人和免疫抑制患者的病死率极高。

⑩ 什么是结核病

结核病是由结核分枝杆菌引起的慢性传染病,可侵犯许多脏器,以肺部结核感染最为常见。结核菌对干燥、冷、酸、碱等抵抗力强,但是对紫外线比较敏感,太阳光直射下痰中结核分枝杆菌经 3—7 小时可被杀死。

专家提醒

飞沫传播是肺结核最重要的传播途径。排菌者,即痰涂片阳性者,为肺结核的重要传染源,其主要通过咳嗽、打喷嚏、大笑、大声谈话等方式把含有结核菌的微滴散布到空气中而传播。

⑪ 抗结核药 有哪些常见不良反应

①**异烟肼**:是治疗结核病首选药物,适用于全身各部位结核病。毒性较小,但有时也可发生周围神经炎,如四肢感觉异常,有蚂蚁爬的感觉,或腱反射迟钝。偶可出现精神症状,凡有癫痫或精神病史者禁止使用此药,以避免出现严重不良反应。

②**利福平**:对结核杆菌具有强大的杀伤作用。空腹服用效果好,

但服用利福平对肝脏损害较大,因此,服药期间要注意定期检查肝功能。

③**乙胺丁醇**:服用该药时需要注意视力有无变化,如看东西是否模糊、视野是否变窄等。因为该药可引起球后视神经炎,使视力下降,严重者可丧失视力。一旦出现不良反应,应立即停药,并及时治疗。

④**吡嗪酰胺**:对肝脏有损害,使转氨酶升高,甚至出现黄疸。还可引起胃肠道不适,如恶心、呕吐、腹部不适等,一般宜在饭后服用,可减轻症状。

专家提醒

活动性结核病必须坚持早期、联用、适量、规律和全程使用敏感药物的原则。一旦发现和确诊,需立即进行治疗,必须严格按照治疗方案有规律地坚持治疗,不可随意更改方案或无故随意停药,亦不可随意间断用药。

⑫ 如何预防结核病

①**控制传染源**:养成不随地吐痰的良好卫生习惯。发现有低热、盗汗、干咳、痰中带血、乏力、饮食减少等症状要及时到医院检查,确诊结核病以后,要立即进行治疗。

②**切断传播途径**:注意开窗通风,注意消毒。

③**保护易感人群**：按计划给婴幼儿接种卡介苗，使机体产生免疫力，降低结核病的发生概率。注意锻炼身体，增加营养，以增强体质提高自身抵抗力。

专家提醒

近年来，结核病有所回升，所以，应当重视早期发现和切断传播途径。若怀疑患上结核病，除了做胸部 X 线检查外，一定还要做痰结核菌检查。

⑬ 打鼾也是病吗

健康的人如因身体疲劳、睡眠深沉、体位不适、酒后或服用安眠药后睡觉出现鼾声，这种情况为普通鼾症，不会影响健康。如果打鼾伴有反复出现的呼吸中断，或睡觉常做噩梦或因窒息感突然憋醒，日间疲劳和嗜睡，严重者可以在任何环境中入睡，甚至在开车或工作中打瞌睡，导致严重的交通和生产事故，这时候，就应考虑到存在睡眠呼吸暂停综合征的可能。

专家提醒

诊断睡眠呼吸暂停综合征的金标准是多导睡眠图，如果多导睡眠图监测提示每晚 7 小时睡眠中呼吸暂停或低通气反复发作在 30 次以上，或呼吸紊乱指数即呼吸暂停低通气指数（AHI，即平均每小时睡眠内呼吸暂停 + 低通气的次数）≥ 5 次，同时日间嗜睡的评分大于 9 分，即可确诊。

⑭ 如何防治睡眠呼吸暂停综合征

①治疗睡眠呼吸暂停综合征，首先应戒烟、戒酒、避免服用安眠药，改仰卧睡眠为侧卧位睡眠。

②控制饮食与体重。肥胖者减肥能明显降低呼吸暂停和低通气的发生概率，改善症状。

③对于中重度的睡眠呼吸暂停综合征患者，如果不适合手术，或经手术、减肥等治疗效果均欠佳时，可使用小型简便的人工呼吸机进行经鼻持续气道正压通气。这是目前治疗阻塞性睡眠呼吸暂停综合征最有效的非手术治疗方法，有较好的近期和远期疗效。

⑮ 引起慢性咳嗽的原因有哪些

①**咳嗽变异性哮喘（CVA）**：是一种特殊类型的哮喘，主要表现为刺激性干咳，通常咳嗽比较剧烈，夜间咳嗽为其重要特征。感冒、

冷空气、灰尘、油烟等容易诱发或加重咳嗽。常规抗感冒、抗感染治疗无效，支气管扩张剂治疗可以有效缓解咳嗽症状。支气管激发试验阳性或最大呼气流量 (PEF) 昼夜变异率大于 20% 是诊断 CVA 的关键方法。CVA 治疗原则与哮喘治疗相同。大多数患者吸入小剂量糖皮质激素加 β 激动剂即可，治疗时间不少于 6—8 周。

②上气道咳嗽综合征 (UACS)：是指由于鼻部疾病引起分泌物倒流至鼻后和咽喉部，甚至反流入声门或气管，导致以咳嗽为主要表现的综合征。临床表现为发作性或持续性咳嗽，以白天咳嗽为主，入睡后较少咳嗽。有鼻后滴流和 (或) 咽后壁黏液附着感；既往有鼻炎、鼻窦炎、鼻息肉或慢性咽喉炎等病史。检查发现咽后壁有黏液附着、鹅卵石样。经针对性治疗后咳嗽缓解。UACS 涉及多种基础疾病，其诊断主要是根据病史和相关检查综合判断，治疗依据导致 UACS 的基础疾病而定。

③嗜酸粒细胞性支气管炎 (EB)：是一种以气道嗜酸粒细胞浸润为特征的非哮喘性支气管炎，是慢性咳嗽的重要原因。临床表现缺乏特征性，慢性咳嗽多为刺激性干咳，或伴少量黏痰。X 线胸片正常。肺通气功能正常，气道高反应性检测阴性，PEF 日间变异率正常。痰细胞学检查嗜酸粒细胞比例 ≥ 0.03。EB 对糖皮质激素治疗反应良好，治疗后咳嗽消失或明显减轻，而支气管扩张剂治疗 EB 无效。

④胃食管反流性咳嗽 (GERC)：是因胃酸和其他胃内容物反流进入食管，导致咳嗽突出。典型反流症状表现为胸骨后烧灼感、反酸、嗳气、胸闷等。临床上也有不少 GERC 患者没有反流症状，咳嗽是其唯一的临床表现。咳嗽大多发生在日间和直立位，干咳或咳少量白

色黏痰。24 小时食管 pH 值监测是目前诊断 GERC 最为有效的方法。治疗为：调整生活方式，如减肥，少食多餐，避免吃得过饱和睡前进食，避免进食酸性、油腻食物及饮料，避免饮用咖啡及吸烟；高枕卧位，升高床头；常选用质子泵抑制剂（如奥美拉唑或其他类似药物）、多潘立酮等。伴有胃十二指肠基础疾病（慢性胃炎、胃溃疡、十二指肠炎或溃疡）、幽门螺杆菌感染患者均应进行相应的治疗。内科治疗时间要求 3 个月以上，一般需 2—4 周方显疗效。

上述四类疾病在所有慢性咳嗽的门诊患者中占 70%—95%，容易被误诊为"慢性支气管炎"，有些患者甚至长期服用抗生素或镇咳药物。

⑤**其他病因**。引起慢性咳嗽的病因还有变应性咳嗽 (AC)、慢性支气管炎、支气管扩张症、肺癌、肺结核、药物性咳嗽（如 ACEI 类药物引起）、心因性咳嗽（又称习惯性咳嗽，常常与焦虑、抑郁有关，儿童更为多见）等。

专家提醒

引起慢性咳嗽的病因很多，诊断相对复杂，在治疗上切不可盲目。应首先进行检查，明确病因是治疗成功的关键。多数慢性咳嗽与感染无关，切不可自己服用一些抗生素或镇咳药，延误治疗。

16 体检发现 肺部小结节怎么办

肺部小结节是指在肺部影像中发现的肺部各种不同的孤立性增生肿物，常为单个、边界清楚、密度增高、直径不超过 3 厘米。若在体检中发现肺部小结节，不必过度紧张，而应该积极找专科医生明确诊断。医生会根据具体情况做一些检查，如纤维支气管镜、PET-CT、CT定位下穿刺、痰细胞检查等，以进一步明确诊断。

但是，以下几类人群在体检中发现肺部小阴影或小结节时，千万不要掉以轻心。

①长期吸烟，烟龄超过 20 年，每天抽烟超过 20 支以上者，或被动吸烟者。

②年龄在 40 岁以上者，并伴有胸痛、咳嗽、不明原因的痰中带血丝、消瘦、体重下降等症状。

③有家族性的肿瘤史特别是肺癌遗传史者。

④结节大小在 1 厘米以上，伴有毛刺样、分叶状或毛玻璃样改变者。

专家提醒 · · · · · · · · · · · · · · · · · · ·

肺部小结节并非一定意味着肺癌，很多良性疾病也可以表现为小结节，比较常见的有肺部感染性疾病，包括肺炎、肺结核、支气管扩张、肺曲霉菌病、肺隐球菌病、炎性假瘤，以及结节病、支气管囊肿、血管瘤、肺错构瘤、支气管腺瘤等。对待结节，简单说来就是四个词：密切观察，长期随访，高度警惕，及时处理。

⑰ 哪些情况下 需要进行支气管镜检查

①肺部有肿块或阴影。

②原因不明的咯血或痰中带血。

③原因不明的慢性咳嗽或近期咳嗽性质出现改变的慢性支气管炎；有局限性喘鸣或吸气相喘鸣音。

④反复同一部位出现的肺炎或肺不张，抗生素治疗无效的肺炎。

⑤痰中找到癌细胞而胸片或胸部 CT 未发现异常。

⑥性质不明的两肺弥漫性病变。

⑦原因不明的胸腔积液。

⑧肺或支气管感染性疾病需收集下呼吸道分泌物进行病原学检查，或气道内大量分泌物引流不畅。

⑨原因不明的喉返神经麻痹（声音嘶哑）或膈神经麻痹。

⑩气管、支气管内取异物或为了解除气道梗阻进行的治疗。

⑱ 哪些人群 不适合做支气管检查？

①对麻醉药过敏不能用其他药物代替者。

②一般状态极度衰弱,无法耐受检查者。

③严重高血压、心功能衰竭、心绞痛或心律失常者。

④近期有支气管哮喘严重发作并未完全控制者。

⑤活动性大咯血未控制者(一般于咯血完全控制一周后进行)。

⑥肺功能严重损害,重度缺氧者。

⑦主动脉瘤纤支镜检查有破裂危险者。

⑧出、凝血机制障碍者。

⑨近期上呼吸道感染或高热者。

⑩精神高度紧张或精神分裂症患者,根本不能配合检查者。

19 支气管镜检查需要注意哪些问题

①和医生积极沟通,明确检查的目的,消除顾虑,主动配合检查。

②检查前进行必要的体格检查。

③进行胸片或者胸部 CT 检查,明确病变的位置。

④进行出、凝血检查,血小板计数,心电图检查;必要时还需进行血气分析、肺功能检查,以了解心肺功能状态。

⑤术前需禁食4—6小时(长期服用抗高血压药物或抗心律失常药物等,术前仍需照常服用),一般术后2小时才可进食、饮水,以免因咽喉仍处于麻醉状态而导致误吸。

⑥检查时最好有家属陪同,纤维支气管镜检查后可能会出现痰中

带血甚至咯血、发热等症状,一般能自行缓解,若症状持续存在或出现胸闷、呼吸困难等情况,需及时和医生联系就诊。

专家提醒

纤维支气管镜检查一般较安全,不用太紧张,与医生配合,以利于检查顺利进行。支气管镜检查可以使很多疾病明确病因,并使很多肺部疾病得到治疗,是目前临床工作中不可缺少的检查工具之一,也是一项成熟的诊疗技术。

⑳ 什么是氧气疗法

氧气疗法(简称氧疗)是一种通过增加吸入不同浓度的氧气,提高动脉血氧分压(PaO_2)和血氧饱和度(SaO_2),以纠正缺氧的治疗方法。氧疗可分为常规氧疗、长期氧疗和高压氧疗。常规氧疗适用于所有原因造成的低氧血症;长期氧疗亦称为持续氧疗,是指每日吸氧 15 小时以上,长期氧疗能改善慢性阻塞性肺病预后,提高生活质量;高压氧疗主要用于 CO 中毒、各种有害气体和毒物的中毒、各种原因造成的脑缺氧与脑水肿以及烧伤、植皮和断肢(指)再植术后。

专家提醒

氧是维持人类生命所必需的物质,但是人体内氧的储备极少。健康成人体内存储的氧为 1.0—1.5 升,仅够 3—4 分钟的消耗。缺氧可导致体内的代谢异常和生理功能紊乱,严重者可致重要的脏器组织损伤和功能障碍,甚至危及生命。

第4章

消化系统疾病健康知识

1 胃病的发病因素有哪些

①**幽门螺杆菌（HP）感染**：可以通过胃镜活检 HP；呼气试验也是简单有效检测 HP 的方法，准确率可达 90% 以上。

②**不良饮食习惯**：进食不定时定量，暴饮暴食，常进食酸、辣或其他刺激性食物以及浓茶、咖啡和酒等。

③**心理因素**：精神压力大，生活节奏快，抑郁、工作压力大的人患上慢性胃病的比例普遍较高。

④**吸烟**：烟草的有害成分可导致消化道损伤。调查发现，一天吸烟25 支以上者，与不吸烟者相比，胃癌的发生率高出 20% 以上。研究发现，

丈夫每天吸烟20支以上,妻子患胃癌的概率比正常人高2倍以上。

⑤**药物因素**:长期服用对胃黏膜有刺激性的药物,如阿司匹林、消炎痛、止痛药、可的松等,会使胃黏膜受到损害。

专家提醒

我国是HP感染的高发国家,成人感染率达40%—80%。世界卫生组织(WHO)已将此感染列为生物致癌重要因子。如有胃部不适症状者应主动去医院检查,阳性患者可服药治疗,一周根除率可达80%—90%,这对预防胃癌有非常重要的作用。

② 在哪些情况下需进行胃镜检查

①胃痛、胃出血。

②不明原因的贫血。

③吞咽困难。

④钡餐造影有不正常显影。

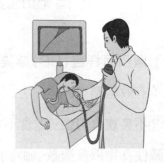

专家提醒

很多上消化道疾病需要通过胃镜检查得以确诊。胃镜检查优于B超、钡餐、CT等检查,但患有某些疾病的患者不能做胃镜检查,如脊柱畸形、神志不清、精神病、肺心病、哮喘、血压过高,以及医生认为不适合做胃镜的其他疾病。

❸ 胃镜检查应注意哪些

检查前注意事项：①检查前一天应吃易消化饮食，检查前 8 小时开始禁食、禁水，若有胃潴留，检查前 2 天改吃流质，若有幽门梗阻，检查前一晚应进行洗胃，彻底洗清胃内容物。②慢性疾病患者，检查当天可按时服药，但在检查前 2 小时服用。③患有高血压、哮喘、心、肺、脑及精神疾病，年龄大于 60 岁或做无痛胃镜者，需要家属陪同。④检查前需排空膀胱，取下假牙、眼镜。⑤检查时随带干毛巾一块。⑥若长期服用抗凝药物，如波立维、阿司匹林、华法令等，需在医生指导下停药，至少停药 1 周后才能行胃镜检查，否则无法进行胃黏膜组织活检。

检查后注意事项：检查后可能会感到咽部不适或疼痛，有少许胃胀，这是正常现象，休息片刻后会好转。若无特殊情况，检查后 2 小时就可以进食温凉流质，下一餐可以进食半流质或易消化软食，次日可改为正常饮食。注意观察有无腹胀、腹痛、黑便、呕血，若有上述症状，需及时到医院就诊。

专家提醒

胃镜检查是将附有光源的特殊管子，由患者的口腔插入，经食道送入胃及十二指肠，通过这根特殊的管子能看到食道、胃及十二指肠的情况，从而做出诊断和治疗。检查时可能会有恶心难受的情况，但检查时间较短，一般为3—5分钟。无法耐受的患者可以选择无痛胃镜。

4 如何保护好胃

①**保暖**：患有慢性胃炎的人，要特别注意胃部的保暖，适时增添衣服，夜晚睡觉盖好被褥，以防腹部着凉而引发或加重胃痛。

②**饮食**：应以温、软、淡、素、鲜为宜，做到定时定量，少食多餐，这样能使胃中经常有食物和胃酸进行中和，从而防止胃酸侵蚀胃黏膜和溃疡面而加重病情。

③**忌嘴**：养好胃必须管住自己的嘴，不吃过冷、过烫、过硬、过辣、过黏的食物，更忌暴饮暴食，需戒烟禁酒。另外，服药时应注意服用方法，最好饭后服用，以防药物刺激胃黏膜而导致胃病复发。

④**平心静养**：专家认为，胃病、十二指肠溃疡等疾病的发生与发展，与人的情绪、心态密切相关。因此，要讲究心理卫生，保持精神愉快和情绪稳定，避免紧张、焦虑、恼怒等不良情绪的刺激。

⑤**定期体检**：定期体检很重要。胃癌也没有那么可怕，可怕的是我们发现太迟，发现以后又没有得到彻底的治疗。

❺ 什么是慢性胃炎

慢性胃炎是指胃黏膜受到各种致病因子的频繁侵袭，而发生慢性、非特异性、炎症性或萎缩性病变，是一种常见胃病。可分为慢性浅表性胃炎、慢性萎缩性胃炎、慢性糜烂性胃炎和慢性肥厚性胃炎四种。主要表现为进食后上腹部不适或疼痛，亦可为无规律的阵发性或持续性上腹疼痛，食欲不振、恶心、腹胀、嗳气等。

专家提醒 •

慢性胃炎的治疗首先是要注意饮食规律，戒烟限酒，避免进食刺激性食物，其次是对症药物治疗，但需要规范治疗，不能仅凭经验自行服药。

❻ 治疗慢性胃炎的药物有哪些

①**消化不良**：可服用胃黏膜保护剂，如硫糖铝等；腹胀，恶心呕吐等可选择胃肠动力药，如甲氧氯普胺（胃复安）、多潘立酮（吗丁啉）或西沙比利等；有胃酸过多症状者可服用乐得胃或西咪替丁（泰胃美）。值得注意的是，萎缩性胃炎患者忌用制酸剂。有胆汁反流者可用氢氧

化铝凝胶,或服用铝碳酸镁以中和胆盐,防止反流。

②**幽门螺杆菌阳性**:可选用枸橼酸铋钾(德诺)、阿莫西林、甲硝唑三联疗法治疗;青霉素试验阳性者可选用其他抗生素,如四环素、红霉素、庆大霉素等。

③**萎缩性胃炎**:可使用养胃冲剂、维酶素和甲氧氯普胺(胃复安)等治疗。

专家提醒

用药是因人而异的,应遵守个体化原则,因此,必须在医生的指导下用药,禁止随意用药,以免发生不良反应。

⑦ 胃药何时服用最有效

根据服药与进食的时间关系,一般服药可在饭前、饭后、饭时及饭间(两顿饭的间隔时间的中点)。除有特别注明外,饭前与饭后均指与进食间隔半小时。

①**抗酸药**:主要治疗胃酸过多、胃及十二指肠溃疡等疾病。常用的药物有碳酸氢钠(俗称小苏打)、氢氧化铝、氧化镁、三硅酸镁、碳酸钙等,以及它们的复方制剂胃舒平、胃必治、胃得乐等。主要原理是通过直接中和胃酸迅速缓解胃痛。胃内必须要有一定浓度的胃酸,才能将食物消化,胃病患者服用抗酸药主要是为了中和过多的胃酸,由此

宜待胃内容物将近排空时再使药物充分发挥抗酸作用。因此,这类药物宜在饭后 1—1.5 小时服用以达到最佳效果。

②**抑酸药**:主要作用是抑制胃酸分泌,常用的药物有西咪替丁(甲氰咪胍、泰胃美)、雷尼替丁、法莫替丁、尼扎替丁等。这类药物对溃疡病特别是十二指肠溃疡有显著疗效,起效快,止痛作用强,而且对胃黏膜多无明显刺激性,吸收利用基本上不受胃内容物的影响,因此,饭前、饭时、饭后服用都可以。另外,如兰索拉唑、泮托拉唑钠、雷贝拉唑、奥普拉唑等药物其吸收利用容易受胃内食物的干扰,因此,在饭前空腹状态下服用效果较好。

③**胃黏膜保护药**:主要是在保护胃黏膜的前提下,充分发挥药物的疗效。胃内的食物过多会降低药物的浓度,而空腹又会减少药物与黏膜接触时间,因此,多数药物宜在半空腹状态下,即两顿饭之间服用。由于药物自身有不同特点,适宜的服用时间也有差异,例如:思密达和麦滋林 –S 宜在饭间服用,硫糖铝宜在饭前 1 小时或晚上临睡前服用,胶体铋剂(如得乐、德诺、维敏等)和米索前列醇(喜克溃)宜在饭前或晚上睡觉时服用,替普瑞酮(施维舒)和惠加强 –G(吉法脂)则宜在饭后服用,等等。

④**促进胃动力药**:常用药有多潘立酮(吗丁啉)、西沙比利(普瑞博思)以及甲氧氯普胺(胃复安)等,此类药物宜在饭前服用,这样等吃饭时药效恰好能到达高峰。此外,马来酸曲美布汀(舒丽启能)对胃肠平滑肌运动具有双向调节作用,也是饭前服用效果好。

专家提醒 ·

胃药的种类很多,由于不同的药物性质不同,人体吸收也存在差异,因此,服用胃药是有讲究的。选择合适的服药时间,不仅可以使药物发挥最大疗效,还能减少人体服药的不良反应。

· ·

❽ 消化性溃疡是怎样引起的

消化性溃疡主要发生在胃和十二指肠球部。与疾病有关的因素主要有幽门螺杆菌感染、应用非甾体消炎药(如阿司匹林)、胃酸分泌过多(如胃泌素瘤)、遗传、应激、心理压力、吸烟等。

专家提醒 ·

胃溃疡疼痛多在饭后 30 分钟,直至下一餐时消失,故有进食 — 疼痛 — 缓解 — 进食的规律。而十二指肠溃疡疼痛多在饭后 3 小时,直至下一次进食时消失,故有疼痛 — 进食 — 缓解的规律。另外,还伴有反酸、嗳气、恶心、呕吐等症状。

· ·

⑨ 消化性溃疡的症状有哪些

消化性溃疡主要表现为中上腹疼痛、空腹痛、餐后痛,此外尚有唾液分泌增多、烧心、反胃、反酸、嗳气、恶心、呕吐等其他胃肠道症状,严重时可出现呕血、黑便。

专家提醒

消化性溃疡的治疗一般以药物治疗为主,服用抑制胃酸药物,如雷尼替丁、奥美拉唑等,服用保护胃黏膜药物,如硫糖铝、胶体果胶铋等。若大出血内科保守治疗无效、急性穿孔、瘢痕性幽门梗阻、胃溃疡疑有癌变、顽固性溃疡,需外科手术治疗。

⑩ 消化性溃疡 会造成怎样的后果

消化性溃疡是一种慢性疾病,会时好时坏、反复发作。患者初期可能只感到消化不良,如胃胀、食欲不振、嗳气及恶心等,发病时,上腹部会感到间歇性疼痛,若用手按压,疼痛会更加明显,严重时,会有胃出血,大便呈黑色或呕血。

消化性溃疡可导致:①溃疡出血。间歇性少量出血会引发慢性贫血,大量出血会导致休克。②溃疡穿孔。可导致腹膜炎。③溃疡恶变。慢性胃溃疡有可能转为胃癌。④溃疡纤维化。溃疡痊愈后,瘢痕纤维化,如在胃部出口,会造成阻塞。

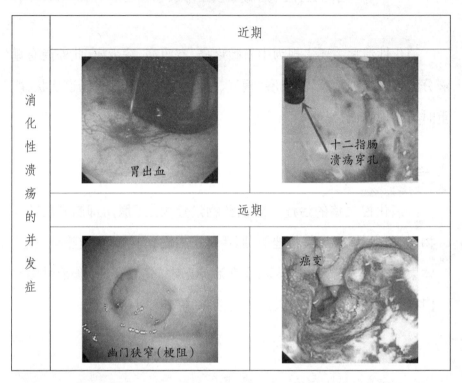

消化性溃疡的并发症	近期	
	胃出血	十二指肠溃疡穿孔
	远期	
	幽门狭窄(梗阻)	癌变

专家提醒

　　预防消化性溃疡需要注意以下几点:①饮食要定时定量、少食多餐。宜选择清淡、易消化的食物,避免刺激性的食物和饮料。②避免焦虑及情绪紧张,要有充足的休息,适量运动有助放松。③戒烟限酒。④服用阿司匹林或治疗风湿关节炎的药物,尽量在饭后,以减少对胃壁的刺激。

⓫ 什么是慢性萎缩性胃炎

慢性萎缩性胃炎是指胃黏膜已发生了萎缩性改变的慢性胃炎,常伴有肠上皮化生,可分为多灶萎缩性胃炎和自身免疫性胃炎。

专家提醒

慢性萎缩性胃炎缺乏特异性,而且与病变程度并不完全一致,有些可无明显症状,但大多数患者可有上腹部灼痛、胀痛、钝痛或胀满、饱闷,尤以食后为甚,还会出现食欲不振、恶心、嗳气、便秘或腹泻等症状,严重者可有消瘦、贫血、脆甲、舌炎或舌乳头萎缩,少数胃黏膜糜烂者可伴有上消化道出血。

⓬ 慢性萎缩性胃炎有哪些危险性

胃黏膜的萎缩分为两种,一种叫化生性萎缩,一种叫非化生性萎缩。非化生性萎缩对人体危害较小;化生性萎缩有小肠型化生和大肠型化生,小肠型化生一般为良性,大肠型化生将来可能会向癌的方向发展。

专家提醒

一旦出现大肠型化生,要充分重视起来,应定期到医院复查胃镜、肿瘤标志物等情况。平时注意饮食调理养护，要有规律地定时定量进食，切不可饥一顿饱一顿或不吃早餐，尤其应避免暴饮暴食。饮食以富有营养、易消化的细软食物为主，多吃富含植物蛋白、维生素的食物。

⑬ 哪些现象是胃癌的先兆

①**食欲减退、上腹部不适、嗳气等消化不良症状**：主要表现为进食后感到饱胀感，并伴有反复嗳气。

②**上腹部疼痛**：为胃癌最常见的症状，开始为间歇性的隐隐作痛，常常被诊断为胃炎或溃疡病等。

③**乏力、消瘦及贫血**：常常因食欲减退，消化道失血而出现疲乏软弱等表现。

④**黑便或大便潜血阳性**：如果在未曾进食动物血、铁剂等药物的情况下出现了大便发黑，应尽早到医院检查。

专家提醒

导致胃癌的主要因素有：①喝酒又抽烟。吸烟者的胃癌发病风险较不吸烟者高 50%。②家族遗传。胃癌有明显的家族遗传性。调查发现，胃癌患者的一级亲属（即父母和兄弟姐妹）得胃癌的概率比一般人群平均高出 3 倍。③暴饮暴食。饮食不定时定量、暴饮暴食、进食过快或过烫,都会对胃造成损伤。④爱吃烟熏油煎食物。长期食用熏烤、盐腌食品者胃癌发病率高。熏鱼和熏肉中含有大量的致癌物质,油炸、烘烤、烧焦的食物中和重复使用的高温食油中也含有致癌物质,所以应尽量不食用。

⑭ 什么是胃肠息肉

胃肠息肉是指隆起于胃肠黏膜上皮,并向胃肠腔突出的局限性病变,而不管它的大小、形态和组织学类型。

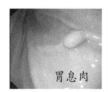 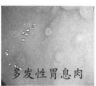 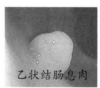 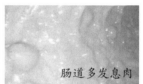

胃息肉　　　多发性胃息肉　　　乙状结肠息肉　　　肠道多发息肉

专家提醒

通过胃肠镜、胶囊镜等检查可发现胃肠道息肉。根据息肉位置的不同,分为食管息肉、胃息肉、小肠息肉、结直肠息肉,其中以胃和结肠息肉最常见。胃息肉好发于胃窦和胃底,结肠息肉好发于乙状结肠,多数单发,约 20% 多发。

⑮ 胃肠息肉有哪些临床症状

多数息肉无临床症状,少数增大堵塞腔道,出现梗阻现象。部分息肉出血可有呕血、黑便、黏液血便表现,部分带分泌功能的息肉会导致腹泻。

专家提醒

胃肠息肉的危害有消化道梗阻、出血及腹泻等,部分严重的可癌变。根据组织学不同分为四类:腺瘤性息肉、错构瘤性息肉、炎症性息肉、增生性息肉。炎症性息肉生长缓慢,基本上不癌变。腺瘤性息肉又分为腺管状腺瘤、绒毛状腺瘤、绒毛腺管状腺瘤,易发生癌变,需提高警惕。目前胃肠息肉的处理主要有内镜下活检钳除、内镜下黏膜剥离或切除、腹腔镜联合内镜切除、外科手术切除。

⑯ 引起胃出血的常见疾病有哪些

①**食管疾病**:食管炎、食管癌、食管溃疡、食管损伤等。

②**胃十二指肠疾病**:胃溃疡、十二指肠溃疡、急性胃炎、胃癌、急

性胃扩张。

③**空肠疾病**：空肠克隆恩病、胃肠吻合术后空肠溃疡。

④**其他**：如肝硬化、肝癌引起的食道胃底静脉曲张破裂并出血。

专家提醒

若出现急性大量出血，应就地侧卧，防止呕吐物被误吸而堵塞气道，大声呼救、拨打 120 急救电话。若慢性少量出血，应及时就医完善胃镜检查，必要时完善肠镜检查，排除近期进食动物血、动物肝脏及含色素食物,如奥利奥饼干、红心火龙果等。

⑰ 什么叫胃食管反流病

是指过多胃、十二指肠内容物反流入食管引起烧心等症状，并可导致食管炎和咽、喉、气道等食管以外的组织损害。主要表现有反酸、烧心、胸骨后疼痛、吞咽困难、吞咽疼痛、咽部异物感、呕血、黑便、咳嗽等。

专家提醒

可通过内镜检查、24 小时食管 pH 监测、食道吞钡 X 线检查、食管滴酸试验、食管测压进行诊断。

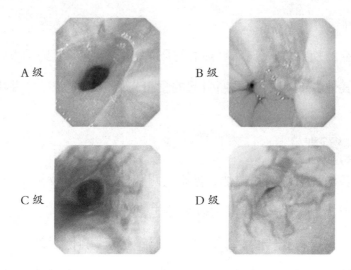

A 级　　　B 级

C 级　　　D 级

内镜下的胃食管反流病表现

⑱ 如何预防胃食管反流病

①避免咖啡、浓茶、巧克力、肥肉、碳酸饮料等食物摄入。

②避免饱食,餐后 2 小时避免平卧,睡前 2 小时避免进食,枕头适当抬高 15—20 厘米。

③减肥,适当运动,保持大便通畅,戒烟禁酒。

④根据医嘱按时服药。

专家提醒

胃食管反流病的主要并发症为上消化道出血、食管狭窄、Barrett 食管(食管癌的癌前病变)、吸入性肺炎,需引起高度警惕。

⑲ 什么是肝硬化

肝硬化是一种由不同病因引起的慢性、进行性、弥漫性肝病,分为肝功能代偿期和肝功能失代偿期。早期症状轻,患者无不适感,肝功能失代偿期表现为食欲减退、乏力、腹胀、下肢浮肿、皮肤瘙痒、出血倾向、贫血及内分泌失调等。

专家提醒 ·····

肝硬化的致病因素以病毒性肝炎最常见,其次为血吸虫病、酒精中毒、胆汁淤积、药物或化学毒物等。

⑳ 怎样预防肝硬化

①**预防病因是关键**:慢性乙肝和丙肝是肝硬化发生的主要病因,而抗病毒是治疗慢性乙肝和丙肝最关键的治疗手段。

②**注意定期体检**:必须定期监测肝功能状态,以便有效地掌握病情。对于肝硬化患者,应每半年进行一次超声波检查及血清甲胎蛋白检测,这样能及时发现早期肝癌,及时给予治疗。

专家提醒 •

肝硬化是一种常见病，威胁着许多人的健康。导致肝硬化的原因很多，如慢性肝炎、酗酒、慢性血吸虫病、遗传以及食物中的黄曲霉素污染、饮水污染等，尤其是慢性肝炎，大多肝硬化都是由它导致的。肝硬化若能被及时发现并得到治疗，可以逆转或不再进展，但晚期时后果极为严重，甚至有生命危险。因此，积极的预防十分重要。

• •

㉑ 什么是脂肪肝

脂肪肝是一种常见疾病，大体分为酒精性和非酒精性两种，但它并不是一个独立的疾病。其病因和诱因很多，其实多数是由综合因素引起的，如肥胖、Ⅱ型糖尿病或糖耐量异常、高脂血症。它也可并发于病毒性肝炎等疾病之后。

专家提醒 •

对于早期单纯性的脂肪肝无须用药，但应注意调整饮食结构、戒烟酒、加强锻炼、控制体重，纠正不良生活方式，并长期坚持，这很重要。

• •

22 治疗脂肪肝的常用药物有哪些

①**保肝降酶类药物**：此类药物主要用于肝功能不正常、血清转氨酶升高的患者。当病情大多已进入脂肪性肝炎期时，可选用一些保肝药，以改善肝功能。常用的药物有益肝灵、西利宾胺等。

②**减肥药**：主要应用于超重和肥胖者。针对此类肝病患者，使用减肥药能使肝酶升高得到改善，有助于减轻脂肪肝。常用的药物有西布曲明（曲美、诺美亭）和奥利司他（赛尼可）。使用减肥药应注意不能减肥过快，因为过快地减肥反而会加重肝脏炎症和纤维化。

③**调血脂药物**：此类药物能促进肝脏脂肪代谢和加快肝内脂肪转运，常用的有卵磷脂、蛋氨酸、胆碱等。服药过程需要 6 个月到 1 年。需要注意的是，如果肝功能已经严重受损，则禁止使用蛋氨酸，以防诱发肝性昏迷，此外，还应定期复查肝功能。

④**抗肝纤维化药物**：一般用于中晚期脂肪肝，以防止或减轻脂肪性肝硬化。常用的药物有潘生丁。

专家提醒

一般不主张使用降脂药物治疗脂肪肝，因为脂肪肝与高脂血症是两种形式的脂肪代谢障碍，有脂肪肝者未必都有高血脂，血脂不高者也会患脂肪肝，而且有些降脂药会将血中脂质转移到肝脏，从而加重脂肪肝病情。

23 便秘有哪些表现

排便次数减少,一周内大便次数少于 2—3 次,或者 2—3 天才大便 1 次,粪便量少且干结,这种状况被称为便秘。便秘者排便时可有左腹痉挛性痛与下坠感,伴随有食欲减退、腹胀、下腹不适、排气多或有头晕、头痛、疲乏等神经官能症状。

专家提醒

便秘主要是由于饮食结构不合理,如粗粮、蔬果摄入不足,喝水少等,以及未养成定时排便习惯,缺乏运动,肠道病变,如肿瘤、炎症等因素造成的,需引起重视。

24 如何防治便秘

①宜多食粗纤维含量高的食物,多吃新鲜蔬菜、水果等。粗纤维食物能软化大便,促进肠蠕动。另外,清晨喝杯淡盐水或睡前喝杯蜂蜜水等,也可以缓解乃至消除便秘。养成多喝水的习惯,饮水量应达到每日 3000 毫升,且不宜过多饮用茶或含咖啡因的饮料,防止利尿过多。

②养成每天定时排便的习惯，即使没有便意，亦要按时去蹲坐。不应忽视便意，忽视便意会使粪便长期存留于结肠中造成水分被过量吸收，从而导致粪便增粗变硬，形成便秘。

③每天进行适量的运动，如多散步、跳广场舞，协助肠蠕动。

④使用辅助通便药物。治疗便秘的常用药物有刺激性泻药，如大黄、番泻叶、酚酞等，但该类药物可引起腹部绞痛，部分药物长期大量使用，会导致水和电解质紊乱及酸碱平衡失调，从而加重便秘，因此，老年人应尽量少用，禁止滥用。直肠内给药，如甘油栓、开塞露等，此类药物能直接刺激肠壁及增加肠腔内容物而促进肠蠕动，使用方便，见效快，副作用小，比较适用于老年便秘患者。

专家提醒

便秘主要是饮食结构不合理，缺乏运动，未养成良好的排便习惯及其他药物因素引起的。治疗便秘尽量避免使用药物，已用药物治疗者，应设法逐渐停用。

㉕ 腹泻如何治疗

常见的腹泻主要有病毒性腹泻、细菌性腹泻、细菌性痢疾、感染性腹泻、消化性腹泻、激惹性腹泻等。

①**病毒性腹泻**：大便水样化是病毒性腹泻最具代表性的症状之

一,有时还会伴有恶心、呕吐等。针对病毒性腹泻,可适当选用藿香正气水,正常情况下,1—2天就可以康复。

②**细菌性腹泻**:主要表现为大便量多且稀,并伴有腹痛、乏力甚至头晕、发烧等反应。此类腹泻多见于沙门菌属感染,主要原因是夏季饮食不洁,如误食变质食物,吃了不干净的凉菜、凉面、路边烧烤等。治疗细菌性腹泻的常用药物有诺氟沙星(氟哌酸)和黄连素等。对于症状较轻的细菌性腹泻一般不需要输液,口服氟哌酸和黄连素1—2天即可康复。但若症状较为严重,则应到医院输液,并配合口服药物治疗。

③**细菌性痢疾**:是较为严重的肠道传染病之一,需要引起重视,如果出现发烧、血象高、里急后重(欲排便却排不出来)、排黏液脓血便等症状,应立即到医院就诊。可采取输液并配合服用痢特灵进行治疗。

④**消化性腹泻**:如果是吃了含蛋白的食物,宜选用胃蛋白酶合剂治疗;若摄入脂肪过多,可选用含山楂的药物或胰酶片等;对同时伴有腹胀者可选用乳酶生进行治疗。

⑤**激惹性腹泻**:是指因食用生冷、油腻、辛辣食物消化道受到刺激而引起的腹泻。此类腹泻,一般选用思密达(双八面蒙脱石)治疗。

专家提醒

腹泻是生活中的常见病和多发病之一。许多人发生腹泻时,会自行购买治疗腹泻的药物服用,但很容易用药不对症。这不仅治不了病,还有可能导致病情加重。

26 胃下垂患者如何调节饮食

①**营养搭配要均衡**。多数胃下垂患者由于胃的消化吸收不好,导致身体营养不良。因此,胃下垂患者平时应注意合理搭配膳食,如糖、脂肪、蛋白质三大营养物质比例适宜。其中,脂肪比例偏低些,若食用过多的脂肪,就会导致胃部承受的压力增加,不利于食物的消化和胃排空。而蛋白质食物应略有增加,如鸡肉、鱼肉、瘦猪肉、半熟鸡蛋、牛奶、豆制品等,将其做得细软些。

②**进食时细嚼慢咽**。用餐时不紧不慢、细嚼慢咽能加快胃的排空速度,缓解腹胀不适,利于消化吸收。

③**宜选择细软的食物**。胃下垂患者不宜进食干硬或质地偏硬的食物,如花生、核桃、牛排等。主食应以软饭为宜,如面条要煮透煮软,少吃又厚又硬的夹生面条;副食要剁碎烧熟,少吃生冷蔬菜等。

④**少吃刺激性较强的食物**。如辣椒、姜、大蒜、酒、咖啡以及浓茶等。

⑤**注意防止便秘**。由于胃下垂患者的胃肠蠕动一般较慢,如果饮食不当或饮水不足就很容易发生便秘,而便秘又会加重胃下垂程度,因此,胃下垂患者应注意防止便秘。

专家提醒

目前,治疗胃下垂还没有特效药,也没有特殊的治疗方法。饮食调理对改善或消除胃下垂症状都是十分有益的。

第5章

神经系统疾病
健康知识

1 头晕与眩晕有什么区别

①头晕是一种常见的脑部功能性障碍，主要表现为头昏、头涨、头重脚轻、摇晃、眼花等。头晕常见于发热性疾病、高血压病、脑动脉硬化、颅脑外伤综合征、神经症等。

②眩晕是空间的定位障碍，是一种运动幻觉或错觉，感到自身或周围环境物体旋转或摇动的主观感觉障碍，常伴有客观的平衡障碍，一般无意识障碍。多见于前庭性疾病，如良性阵发性位置性眩晕、前庭神经炎、梅尼埃病等。

专家提醒

不论头晕还是眩晕，都应当注意休息。发作期间最好有人陪同照顾。注意下床、上下楼梯、上厕所等日常活动的安全，防止跌倒等意外。

❷ 什么是脑卒中

脑卒中又称中风，是由各种诱发因素引起脑内动脉狭窄、闭塞或破裂出血，是一种突然起病的脑血管意外疾病。脑卒中大致可分为缺血性卒中和出血性卒中两大类。其中前者占卒中患者总数的 70%—80%，主要包括脑血栓形成和脑梗死；后者占卒中患者总数的 20%—30%，根据出血部位的不同可分为脑出血和蛛网膜下腔出血。患者年龄多在 40 岁以上，男性较女性多，严重时可引起死亡。

专家提醒

脑卒中是危害中老年人身体健康和生命的主要疾病之一，近年来已成为我国第一致死病因。脑卒中的高发病率、高死亡率和高致残率给社会和家庭带来沉重的负担和巨大的痛苦，因此及早发现脑卒中的危险因素并有效控制非常重要。

家庭健康自助宝典

③ 脑卒中是由哪些危险因素引起的

引发脑卒中的危险因素主要有高血压、糖尿病、吸烟、酗酒,此外还有心脏病、高脂血症、颈动脉狭窄、代谢异常、高脂饮食、肥胖等,因此,对于脑卒中预防比治疗更为重要。

专家提醒

大多数脑卒中在发作之前都有一些预警信号,这些信号在几秒钟或者几分钟内可以缓解,但往往被忽略。脑卒中预警信号包括:口眼㖞斜,一侧口角流涎,单个或一侧上下肢体无力、笨拙、麻木,黑矇,复视,晕厥,头痛,头晕,走路不稳,嗜睡等。

④ 如何预防脑卒中复发

①**注意合理饮食**。脑卒中患者应以高蛋白、高维生素、高纤维素、低脂肪、低胆固醇、低盐的膳食为宜。尽量少吃动物脂肪、动物内脏,多吃蔬菜、水果和豆制品。治疗期间,应禁止吸烟和喝酒,但可适当饮茶。

②**进行适当的体育锻炼**。脑卒中患者可选择太极拳、气功等运动。

适当的体育锻炼可促进脂肪代谢,降低血脂,减轻体重,防止肥胖。

③**积极防治高血压病。**有效地防治高血压是预防脑卒中的一个重要环节。40岁以上的人应定期测量血压,一般血压控制在140/90mmHg以下,对伴有糖尿病或肾病的高血压患者,血压应控制在130/80mmHg以下,老年人(年龄大于65岁)收缩压一般应降至150mmHg以下。

④**积极防治易导致脑卒中的病症。**许多疾病如动脉粥样硬化、高脂血症、心脏病、糖尿病、肥胖症等,都比较容易导致脑卒中发作,因此,要重点防治。

⑤**要有良好的起居习惯。**在日常生活中,合理安排工作、学习和生活,注意劳逸结合。避免过度劳累;避免精神紧张或情绪激动;保持大便通畅,防止便秘,避免大便用力。

专家提醒 ·

据统计,50%有脑卒中的患者会在两三年内再次发生脑卒中,而且脑卒中复发的规律是病情一次比一次严重、发病间隔时间一次比一次短。一般初次脑卒中愈后较好者,如果复发,可能留下严重的后遗症。尤其是脑卒中第三次发作的病死率可达50%以上。因此,采用科学合理的预防措施对于脑卒中患者来说尤为重要。

· ·

⑤ 治疗脑卒中的常用药物有哪些

主要有溶栓类药物、抗血小板药物、抗凝类药物、调脂类药物、降压类药物等。

①**溶栓类药物**：一般对于超早期缺血性卒中患者，应该使用 rt-PA 类药物进行溶栓治疗。此类药物是目前被证实治疗超早期脑梗死最有效的药物。对符合适应证的急性脑梗死患者，在起病 3 小时内静脉给予 rt-PA 溶栓治疗，疗效优于抗血小板治疗和抗凝治疗。

②**抗血小板药物**：有阿司匹林肠溶片、碳酸氢氯吡格雷片（波立维）、抵克立得片、西洛他唑片、双嘧达莫片等。其常见不良反应有皮疹、腹泻、腹痛、消化不良、出血等。阿司匹林肠溶片建议在早餐前 1 小时服用。如果有胃肠道不良反应，可尝试夜间睡前服药。

③**抗凝类药物**：是通过影响凝血因子阻止血液凝固的药物，主要用于血栓栓塞性疾病的预防和治疗。一般临床上对房颤、频繁的一过性脑缺血发作或椎 — 基底动脉脑缺血患者，可考虑选用抗凝治疗。常用抗凝药物有肝素/低分子肝素、华法林，新型口服抗凝药，如利伐沙班、达比加群酯等。

④**调脂类药物**：血脂异常是缺血性脑卒中以及短暂性脑缺血发作的重要危险因素之一。他汀类药物，除了可以调节血脂外，还可以减缓动脉粥样硬化发展进程，稳定斑块，是预防缺血性脑卒中的重要药物，主要有阿托伐他汀、瑞舒伐他汀、辛伐他汀、氟伐他汀等。

⑤**降压类药物**：高血压是导致脑出血和脑梗死的一个最重要的因素。主要有血管紧张素受体阻断剂、长效钙拮抗剂等。

专家提醒

药物治疗是预防和治疗脑卒中的重要手段。脑卒中患者在选择药物治疗时，应在医生的指导下，针对不同症状，正确选择药物，以达到最佳的治疗效果。

❻ 怎样预防脑梗死复发

①**注意调整饮食结构**。进食应以低盐、低糖、低脂、优质蛋白质食物为主，同时注意补充生理需要的微量元素，并根据实际情况选择合适的蔬菜、水果、豆制品，同时应注意进食不宜过饱。

②**适当进行锻炼**。可根据自身的身体情况，选择适度的体力活动和体育锻炼，但应注意不宜运动量过大，以免疲惫。

③**注意调节心情**。应保持情绪稳定，切忌暴喜、暴怒、忧虑等精神刺激。作息规律，保证充足的睡眠，勿过度劳累。

④**禁烟限酒**。吸烟和过量饮酒都是导致脑梗死发生的危险因素，所以必须禁烟限酒。

⑤**防治某些疾病诱因**。许多疾病如高血脂、高血压、糖尿病都是导致脑梗死发病的危险因素。高血脂导致动脉内膜深层脂肪变性、胆

固醇沉积,这是脑动脉粥样硬化的基础。高血压可使脑动脉硬化发展加速、加重。糖尿病患者常并发脑血管疾病,多为缺血性。因此,这些有疾病的患者,一定要加强治疗和预防。

⑥**药物预防**。主要是通过服用小剂量抗血小板聚集药物,如阿司匹林、潘生丁以及西比灵、都可喜、维脑路通等扩张脑血管的药物,改善脑血液循环,降低血液黏滞度,从而有效预防脑梗死复发。

⑦**注意定期复查**。曾患过脑梗死的患者,一定要注意定期或不定期地复查血压、血脂、血糖等,及早发现问题,及早解决。

专家提醒

脑梗死复发是脑血管疾病中最常见的问题之一,严重危害中老年人健康。脑梗死复发是导致脑梗死患者死亡率上升,长期残疾、痴呆的主要原因,并且脑梗死复发的次数越多,其危害越大,因此,预防脑梗死复发十分重要。

❼ 帕金森病的常见症状有哪些

帕金森病隐匿起病,发展缓慢,早期症状并不十分明显,且存在个体差异,一般分为以下四种情况:

①**静止性震颤**。震颤往往是发病最早期的表现,通常会出现单侧手指搓丸样运动,其后会发展为同侧下肢和对侧肢体在静止时出现不

自主的节律性颤抖,早期在变换位置或运动时,症状可减轻或停止。

②**肌强直**。早期多从单侧肢体开始,患者感觉关节僵硬及肌肉发紧,影响到面肌时,会出现表情呆板的"面具脸",影响到躯干、四肢及髋膝关节呈特殊的屈曲姿势。

③**运动迟缓**。早期患者上肢的精细动作变慢,如系鞋带、扣纽扣等动作比以前缓慢许多,甚至无法顺利完成。写字也逐渐变得困难,笔迹弯曲,越写越小,称为"小写症"。

④**步态异常**。行走时起步困难,一旦开步,身体前倾,步伐小而越走越快,不能及时停步,即"慌张步态"。行进中,患侧上肢的协同摆动减少以至消失,转身困难,以致要用连续数个小碎步才可。

专家提醒

帕金森病是老年人常见的慢性进行性运动障碍性疾病,临床以静止性震颤、运动迟缓、肌强直和姿势平衡障碍为主要特征,严重影响患者的生活质量。

❽ 帕金森病在日常生活中需要注意哪些

①**饮食方面**:宜进食低脂、富含高纤维、易消化吸收的食物。避免高蛋白饮食,因其可影响左旋多巴药物的疗效,注意避免高蛋白饮食与抗帕金森病药同时服用。对于吞咽困难者,注意避免误

吸,进食时取半坐位或侧卧位,进食少渣食物,缓慢进食,必要时鼻饲流质食物。

②功能锻炼:

平衡训练:双足分开 25—30 厘米,向左右前后移动重心,保持平衡,躯干和髋骨左右旋转,并使上肢随之进行大幅度摆动。此锻炼对平衡姿势、缓解肌张力有良好的作用。

步态训练:双眼直视前方,身体直立,起步时足尖要尽量抬高,先足跟着地,再足尖着地,跨步要尽量慢而大,同时两上肢做前后摆动。

手部锻炼:经常伸直掌指关节,展平手掌,将手掌放在桌面上,尽量使手掌接触桌面,反复练习手指分开和合拢的动作。

语言训练:坚持练习舌头重复地伸出和缩回,快速地左右移动,并沿口唇环行尽快地运动舌尖,重复数次,反复地做张嘴闭嘴动作。鼓励患者坚持进行大声朗读和唱歌练习,这样可以增加肺活量,有利于改善说话底气不足的感觉。

③心理支持:营造温暖、安全的家庭及社区环境。鼓励患者树立战胜疾病的信心,做好长期治疗的准备,尽最大努力满足患者心理上的需要。

④用药方面:帕金森病患者需要长期配合药物治疗,按时服药,注意服药的效果及副作用,以利于及时调整药物的剂量和种类,不得私自停药或改变药量。美多芭或息宁应在摄入肉类之前 30—60 分钟服用,以保证药物在食物干扰前被迅速吸收,如出现恶心、呕吐、低血压、心律失常等不良反应应及时告知医生处理。

专家提醒 ∙∙∙

　　长期卧床者应定时翻身、叩背、被动活动肢体,做好皮肤和口腔护理,预防压疮、吸入性肺炎或坠积性肺炎,根据气候、季节变化,及时增减衣物,预防感冒。

❾ 什么是癫痫

　　癫痫即俗称的"羊角风"或"羊痫风",是一组由不同病因引起的慢性脑部疾病或综合征,因反复发生的大脑神经元突发性异常放电,导致短暂性大脑功能障碍。

专家提醒 ∙∙∙

　　目前临床上最常用的治疗手段是使用抗癫痫药物。但抗癫痫药物如果使用不当会引起很强的毒性反应和副作用,因此,在使用抗癫痫药物时要遵循用药原则。

❿ 使用抗癫痫药的注意事项有哪些

　　①**严格按时按量服药**。用药剂量应先从小剂量开始,逐渐加大直

至能够获得最佳疗效且能耐受的剂量为止。不可擅自更改服药量和服药次数，否则患者可能会出现较原来更为严重的癫痫症状，甚至出现癫痫持续状态而危及生命。

②**不得随意更换药物**。在治疗癫痫的过程中不宜随意更换药物，如果需要更换药物，应采用逐渐过渡的方法。先在原有用药基础上加上新药，原用药逐渐减量，新药逐渐加量，直至新药达到控制癫痫发作的剂量，才能逐渐减去原来用药，否则会使癫痫发作次数增加，甚至诱发癫痫持续状态。

③**禁止突然停药**。在服用抗癫痫药物治疗期间，除发生严重不良反应必须立即停药外，千万不可突然停药，否则可使癫痫发作次数增多，对大发作的患者还可引起癫痫持续状态。如要停止用药，须在半年至 2 年内逐渐减量至完全停药。

④**服药期间注意观察**。在儿童服用抗癫痫药治疗期间，应观察孩子有无智力、语言、感觉和运动等方面的异常表现。

⑤**定期进行检查**。长期服用抗癫痫药物，可能会对患者的肝功能及造血系统造成影响，因此，需定期检查肝功能及血象，一旦发现不良情况，应及时进行治疗。

⑥**癫痫发作时按优先顺序选择药物**。大发作时应首选苯妥英钠，其次是苯巴比妥，再次为去氧苯巴比妥；小发作时应首选乙琥胺，其次为三甲双酮；精神运动型发作以卡马西平为主，其次为苯妥英钠。

⑦**孕妇慎用**。孕妇服用抗癫痫药物可能会对胎儿造成不利的影响，影响胎儿的正常发育。因此，孕妇应慎用此类药物。

专家提醒

癫痫是一种较顽固的慢性疾病,采用药物治疗关键在于坚持用药。一旦开始服药治疗,必须坚持长期服用,千万不能间断,只有这样才能有效地控制癫痫发作。若发作已完全控制,减药时要逐渐减量,不可骤停。

⑪ 预防癫痫的发生应注意哪些

①优生优育,禁止近亲结婚。孕期头三个月,一定要远离辐射,避免病毒和细菌感染。规律孕检,分娩时避免胎儿缺氧、窒息、产伤等。

②小儿发热时应及时就诊,避免孩子发生高热惊厥,损伤脑组织。还应看护好孩子,避免其头部遭遇外伤。

③应注意保持健康的生活方式,如生活规律,按时休息,保证充足睡眠,避免熬夜、疲劳等。饮食清淡,多食蔬菜水果,避免进食咖啡、可乐等致人兴奋的饮料及辛辣食物,戒烟、戒酒。避免服用含有咖啡因、麻黄碱的药物。按时、规律服药,定期门诊随诊。禁止驾驶汽车,禁止在海里或江河里游泳,不宜在高空作业,不操作机器等。

专家提醒

尽可能地避免癫痫发作的诱因,如饮酒、疲劳、精神刺激、暴饮暴食、感染性疾病、受惊发热、光刺激等。

⑫ 如何区别高热惊厥与癫痫

反复发热、抽搐的小儿，如果每次抽搐时体温均在 38℃以上，可以诊断为高热惊厥；如果不发热或低热（体温在 38℃以下）时发生抽搐，可以考虑为癫痫。

专家提醒

高热惊厥不是癫痫，是指 6 岁以内的小儿，在中枢神经系统以外的部位发生感染，体温在 38℃以上时出现的惊厥。男孩发病多于女孩，1—3 岁多见。高热惊厥患儿约 15% 可以转变为癫痫。

⑬ 失眠与失眠症的区别

①失眠是一种症状，可以是临时的、偶发的，也可以是长期存在的。其主要症状是睡眠出现种种障碍及睡眠不足，其表现有很多种，如入睡困难，躺在床上长时间难以入睡；或者即使睡着了睡眠也浅，一有动静就被惊醒；或者迷迷糊糊，时睡时醒；或者总的睡眠时间减少，可以表现为睡得迟，醒得早，中间亦醒几次；或者整夜难眠，没有困意；或者长期失眠，久治不愈。上述症状可以同时存在。对于一过

性、偶发性失眠,不必进行治疗,经适当调节,失眠即可消失,一般不属于疾病的范畴。

②失眠症是指长期(1 个月以上)睡眠不足,引起明显的不良后果,包括头痛、注意力不集中、思维能力下降、免疫功能低下、内分泌紊乱等。因此,失眠症是一种必须引起充分重视的社会性疾病。

专家提醒

失眠并不一定就是失眠症,两者是有差异的。因此,使用镇静催眠药一定要慎重,以免造成药物依赖性及引起对药物的不良反应。

⑭ 失眠症治疗方法有哪些

①因相关躯体疾病引发的失眠应积极治疗躯体疾病。因应激性引起的心理性原因,应先试图消除应激性压力源,缓解紧张情绪等。患有精神心理疾病时,首先需改善情绪治疗。

②认知行为疗法,降低对睡眠的过高期望,减少对睡眠的过分关注,在专业人员的指导下采用放松训练、深呼吸、睡前想象等方式帮助睡眠。

③在专业医生的指导下予以药物治疗。不要随意变更用量或中止用药;同时服用其他类药物时必须向医生说明;半夜起来工作时,

不要服用；在安眠药的有效作用期间，禁止饮酒；在酒精的作用期间，禁止服用安眠药；从事危险工作时，开车时，孕妇及计划怀孕的妇女，均不要服用安眠药。

专家提醒

失眠症患者可以选择到精神心理科、神经内科、睡眠障碍门诊等就诊。

⑮ 安定与舒乐安定有何区别

①**安定**：是人们比较熟悉的镇静催眠药，服用后可有效消除烦躁不安和紧张恐惧的情绪，可以帮助睡眠。近年来，安定的使用在逐渐减少，因为安定在体内经肝脏代谢后会产生一种代谢产物——去甲西泮，它也有镇静催眠作用，但从体内清除需要很长的时间。长期服用者突然停药会产生戒断综合征。因此，对大多数患者来说，安定不宜作为催眠药，更不能长期大量服用。

②**舒乐安定**：是目前比较常用的催眠药物。服用舒乐安定后，患者一般能在30分钟内入睡，且睡眠较深沉，做梦少，并能延长睡眠时间，提高睡眠质量。同时，不良反应小，对心、肺、肝、肾几乎没有毒副作用，使用安全性较高。但其缺点是容易产生药物依赖性，因此，患者不宜长期服用舒乐安定，也不宜每年有规律地使用，如有需要应间断

服用,原则上每周不超过 4 次。

专家提醒

在用药治疗前,首先应当熟悉药物的作用及副作用,坚持科学合理地使用药物,这是预防药物副作用的关键所在。

16 什么是焦虑症

焦虑症,又称为焦虑性神经症,是神经症这一大类疾病中最常见的一种,以焦虑情绪体验为主要特征。主要表现为:无明确客观对象的紧张担心,坐立不安,还伴有植物神经系统症状(心悸、手抖、出汗、尿频等)。

专家提醒

焦虑症可分为慢性焦虑(广泛性焦虑)和急性焦虑发作(惊恐障碍)两种形式。慢性焦虑主要表现:在无明显诱因下,患者经常出现与现实情境不符的过分担心、紧张害怕,常常没有明确的对象和内容,患者感觉自己一直处于一种紧张不安、提心吊胆、恐惧、害怕、忧虑的内心体验中。急性焦虑发作主要表现:在日常生活中,患者几乎跟正常人一样,而一旦发作时,患者突然出现极度恐惧的心理,体验到濒死感或失控感,伴有胸闷、心慌、呼吸困难、出汗、全身发抖等。一般持续几分钟到数小时发作开始缓解，发作时意识清楚。

⑰ 如何治疗焦虑症

①**药物治疗**。医生一般会根据患者病情、身体状况、经济情况等因素综合考虑给予1—2年的服药治疗。停药或加量需遵医嘱，不可自行调整药物治疗方案。药物治疗主要包括苯二氮卓类药物及抗抑郁药。

②**心理治疗**。心理治疗是指临床医师通过言语或非言语沟通，建立起良好的医患关系，应用有关心理学和医学的专业知识，引导和帮助患者改变行为习惯、认知应对方式等。药物治疗是治标，心理治疗是治本，两者缺一不可。

③**其他治疗方式**。如有生物反馈治疗、放松治疗等。

专家提醒

越早诊断，越早治疗，焦虑症的预后就越好。经过专科规范治疗后，绝大多数患者会得到临床康复，恢复往日愉快心情。特别应该强调的是，症状缓解后，仍需要坚持服用药物1—2年，停药或减药需咨询专科医生，千万不要擅自调整药物治疗方案。

第6章

内分泌系统疾病
健康知识

1 什么是糖尿病

　　糖尿病是由多种病因引起的以慢性高血糖为特征的代谢紊乱。高血糖是由于胰岛素分泌和作用存在缺陷而引起的。糖尿病可引起多脏器损害，导致眼、肾、心脏、血管等组织出现慢性进行性病变，从而引发功能缺陷及衰竭。可分为Ⅰ型糖尿病、Ⅱ型糖尿病、特殊类型糖尿病、妊娠糖尿病四类。

专家提醒

　　糖尿病除了高血糖，还容易造成血脂紊乱、高血压、高血液黏稠度等。长期、缓慢地损害机体,引起各种并发症,是糖尿病患者致残、死亡的主要原因。

② 哪些症状提示得了糖尿病

糖尿病典型症状有三多一少,即多食多饮多尿,体重减轻。其他症状,如虚弱、乏力、皮肤瘙痒、视力下降,易感染或不易控制的感染,伤口不易愈合,性功能下降等。但是有典型症状的仅是少数病人,大多数没有明显的"三多一少"症状,仅在各种并发症后发病或在血糖检测时才发现有糖尿病。

专家提醒

没有典型症状并不意味着没有糖尿病。很多患者无任何症状,而在健康体检、手术前或妊娠常规检查中被诊断出糖尿病。

③ 哪些人易患上糖尿病

①年龄≥40岁,尤其是工作压力大、长期缺乏身体锻炼的人群。
②超重或肥胖者:超过理想体重 10% 或 BMI 超过 24 千克 / 米^2。
③有糖尿病家族史者。

④曾经生育过巨大婴儿，婴儿体重≥ 4000 克的女性或有妊娠糖尿病史者。

⑤冠心病、脑卒中等血管疾病患者。

⑥患多囊卵巢综合征的女性。

⑦长期使用某些药物，如糖皮质激素、利尿剂、避孕药等者。

专家提醒

糖尿病本身并不可怕，可怕的是血糖控制不稳定，进而出现各种并发症，如心脑血管病变、周围血管病变、肾脏损害、视网膜并发症、足部坏疽等。

④ 糖尿病如何进行饮食与运动管理

合理饮食是糖尿病治疗的基础，是控制血糖的重要途径，但并不需要饿肚子，甚至放弃自己喜欢的食物，只要合理安排每日摄入食物的种类和数量，照样能享受健康美食。其原则是控制总热量，保持"收支"平衡，均衡营养，粗细搭配，定时定量进餐，少食多餐，多食富含膳食纤维的食物，饮食清淡，低脂少油，少糖少盐，戒烟禁酒。

具体饮食指导如下：在合理控制总热量的基础上，合理分配碳水化合物、脂肪、蛋白质的摄入量，碳水化合物占总热量的 50%—60%，脂肪不超过总热量的 30%，蛋白质占总热量的 10%—15%，保证优质蛋白的摄入超过50%。饮酒不推荐,若饮酒应计算酒精中所含的能量,女性饮酒的酒精不超过15克,男性不超过25克,每周不超过两次,应注意酒精可能诱发低血糖。增加膳食纤维摄入对健康有益。食盐摄入量每日控制在6克以下,同时应限制摄入高钠食品,如味精、酱油、调味酱等。

运动管理:①运动治疗应在医师指导下进行,运动前要进行必要的评估,特别是心肺功能和运动功能的医学评估。②空腹血糖大于16.7mmol/L、反复低血糖或血糖波动较大、合并急性感染、增殖性视网膜病、严重肾病、严重心脑血管疾病等情况下禁止运动,病情控制稳定后方可逐步恢复运动。③成年糖尿病患者每周运动至少150分钟,如每周运动5天,每次30分钟。中等强度的体育运动为快走、打太极拳、骑自行车、打乒乓球、打羽毛球和打高尔夫球。高强度的体育运动为舞蹈、有氧健身操、慢跑、游泳、骑自行车上坡。选择运动项目应与年龄、病情及身体承受能力相适应,并定期评估,适时调整运动计划。④运动前后要加强血糖监测,运动量大或激烈运动时应临时调整饮食及药物治疗方案,以免发生低血糖。

专家提醒

糖尿病是终身性疾病,需要长期坚持饮食、运动、药物、心理等综合治疗,以阻止或延缓并发症的发生。制订管理糖尿病的综合目标需个体化,应根据患者的年龄、病程、并发症或合并症严重程度等综合考虑。对于糖尿病患者而言,自我管理应遵循如下原则:饮食是基础,运动是手段,药物是武器,监测是保障。

5 糖尿病患者运动需要注意什么

①在正式运动前应先做低强度热身运动5—10分钟。

②带点饼干、糖果之类的食品,在低血糖发生时食用。

③运动过程中注意心率变化及感觉,如轻微喘息、出汗等,注意掌握运动强度。运动时要多饮一些白开水,以补充身体所需的水分。若出现乏力、头晕、心慌、胸闷、憋气、出虚汗以及腿痛等不适,应立即停止运动,原地休息,若休息后仍不能缓解,应及时到医院就诊。

④运动即将结束前,再做5—10分钟的恢复整理运动,并逐渐使心率降至运动前的水平,不要突然停止运动。

专家提醒

糖尿病患者的运动应当在医师指导下进行,根据年龄、身体条件和病情的不同,运动强度因人而异。糖尿病患者宜采用有氧运动。

6 治疗糖尿病的常用药物有哪些

①**胰岛素**:胰岛素是治疗糖尿病的主要药物之一。该药主要用

于胰岛素依赖型糖尿病（Ⅰ型糖尿病），妊娠期糖尿病、非胰岛素依赖型糖尿病（Ⅱ型糖尿病）口服药物失效的患者，以及病情较为严重的患者。胰岛素有短效、中效、长效三种类型，具体使用何种剂型，应根据患者的实际病情以及医生的诊断来决定。

②**口服药**：治疗糖尿病的口服药主要有四类。磺脲药，如优降糖、美比达、达美康等，此类药物具有刺激体内胰岛素分泌的作用，降糖效果比较好，但如使用不当会引起低血糖。另外，人体内的胰岛素增加后，食欲就会增加，如果不注意控制饮食，服用磺脲药还可能引起肥胖，因此，磺脲药适用于血糖偏高的患者。双胍类药，其作用与磺脲类不同，此类药物不能刺激胰岛素分泌，能使食欲下降，主要适合肥胖者服用。此外还有 α-葡萄糖苷酶抑制药和胰岛素促分泌剂。

③**其他口服药**：多数糖尿病患者不仅有血糖高的问题，还患有其他疾病，如高血压病、高脂血症、血液黏稠度高等一些并发症，在治疗时都应采取必要的治疗措施。尤其是高血压，对糖尿病患者来说是一种十分危险的并发症，因为高血压可同时破坏人的心、脑、肾、血管、眼睛等重要器官，所以治疗时绝不能忽视降压。

④**中药类**：主要起到辅助降糖、减轻症状或治疗并发症等作用。

专家提醒

糖尿病是一种慢性病，需要较长时间的治疗，除了在医师指导下用药外，还必须注意饮食控制、适当地运动和锻炼以及保持良好的心态。

7 糖尿病用药需要注意哪些事项

①对于新诊断的糖尿病患者，根据病情，首先以改变生活方式治疗为主，包括合理地控制饮食、坚持适当的体力活动、保持情绪稳定、减肥（对肥胖者而言），同时接受糖尿病知识的教育等，观察1—2个月。若经过这些措施处理后血糖能够得到控制，就可以继续坚持非药物治疗；如果血糖仍控制得不理想，再考虑降糖药物治疗。

②口服降糖药的种类很多，不同的降糖药有不同的作用机制和作用目标，因此每种药物有着不同的服用时间，不能统统饭前或饭后服用，否则，不仅达不到应有的降糖效果，还可能造成低血糖的发生。磺脲类药物（如格列本脲、格列吡嗪等），应在餐前15—30分钟服用；α-葡萄糖苷酶抑制药物（如阿卡波糖等），需与第一口饭同时服用；双胍类药物（如二甲双胍、苯乙双胍等），应在进餐时或饭后服用。

③不少患者服药没几天，对血糖、尿糖下降程度不满意，就认为所服药物无效，急于换药。事实上，有些降糖药需服用半个月至一个月才会达到最大的降糖效果。所以，不要轻易认为某种药物无效，调整药物必须在医生的指导下进行。

④部分患者由于惧怕药物的副作用而不遵照医嘱，降糖药物能不吃就不吃，能减量就减量，等到自己感觉不舒服或进食较多时，或自己用简单血糖仪测血糖发现血糖高时才临时加药，过后又恢复原态。这种吃吃停停的做法，是糖尿病治疗中的大忌。

专家提醒

糖尿病药物治疗，需在专业医生的指导下进行，需定期监测血糖、血脂和血压，科学合理地使用药物。另外，控制饮食在糖尿病治疗中起着重要作用，不可忽视。

❽ 降糖药漏服应注意什么

①**磺脲类药物**：种类较多，而且使用不当很容易导致低血糖。因此漏服此类药物的补救措施比较复杂。

短效磺脲类药物：要求在饭前半小时服用，如格列吡嗪（美吡达）、格列喹酮（糖适平）、格列齐特（达美康）等。如果吃完饭才想起来药还没吃，此时可以抓紧补服，可临时改服快速起效的降糖药。但如果已到了快吃下顿饭的时候才想起来，这时肚子已空，如果补服或者和下顿饭前的药物一起服用，有可能由于药物作用太强而引起低血糖。在这种情况下，轻度和中度血糖升高的患者，可以改服长效的口服降糖药，如每天只需要口服1次的长效格列吡嗪、达美康缓释片等，这样做不仅能够稳定地降血糖，还可以避免低血糖的发生。

中长效磺脲类药物：主要有格列吡嗪控释片（瑞易宁）、格列齐特缓释片（达美康缓释片）和格列美脲（亚莫利）。此类药物往往要求患者于早餐前半小时服用，一般1日只用1次。这类药物因为服药次数少，可以明显减少漏服的次数。如果早餐前漏服而于午餐前想起，可以根据血糖情况，按照原来的剂量补服药物；如果到了午餐后才想起来，可以视情况半量补服；如果年龄较大或者平时血糖控制较好，可以漏服1日，以免造成夜间低血糖。

②**胰岛素促分泌药**：代表药物有瑞格列奈（诺和龙）和那格列奈（唐力）。漏服此类药物的处理方法与漏服短效磺脲类药物类似。

③ **α- 葡萄糖苷酶抑制药**：代表药物是阿卡波糖（拜糖平、卡博平）。此类药物的作用机制是延缓肠道中糖类的吸收，因此，餐中想起漏服药还可以补上，吃完饭再补药的话，降糖效果会大打折扣。对此，患者需要特别注意。

④**双胍类药物**：代表药物是二甲双胍。这类药物不增加胰岛素的分泌，单药应用一般不会引起低血糖。如果二甲双胍的用量较小，可以通过加大活动量的方式降低血糖而无须补服。

专家提醒

糖尿病患者一定要坚持服药，因为漏服会对血糖控制产生明显的影响。研究表明，坚持定时、定量、规律用药的糖尿病患者，其糖化血红蛋白值处于正常范围内。1个月漏服1次降糖药，糖化血红蛋白将上升；而每周漏服多于1次的话，糖化血红蛋白将进一步上升；若是经常忘记按时服药，后果就更严重了，不仅血糖不易控制，还容易导致并发症的出现。

9 哪些糖尿病患者需要胰岛素治疗

①**胰岛素分泌功能缺失者**。这类患者体内几乎没有具备分泌功能的胰岛细胞,患者处于胰岛素绝对缺乏状态,因此,必须接受胰岛素治疗来补充胰岛素。

②**妊娠期糖尿病患者**。口服降糖药可通过胎盘屏障,造成胎儿低血糖,还可能导致死胎,而胰岛素不能通过胎盘屏障,只会降低母体的血糖,不会影响到胎儿,因此,对于妊娠期糖尿病患者临床上常用胰岛素治疗。

③**哺乳期糖尿病患者**。哺乳期糖尿病患者不能口服降糖药,这是由于药物可随乳汁被婴儿吸收,导致婴儿低血糖。此类患者宜用胰岛素治疗。

④**口服降糖药物失效者**。非胰岛素依赖型糖尿病患者在口服降糖药物一段时间后,可能出现继发性失效的情况。若发生这种情况,应使用胰岛素治疗。会出现继发性失效的口服降糖药物一般是胰岛素促泌药,包括磺脲类药物和格列本脲(优降糖)、格列齐特(达美康)等,当使用到最大量时,若仍不能有效控制血糖,就应考虑使用胰岛素。但目前专家提倡应尽早使用胰岛素,目的是保护残余的胰岛素细胞功能。

⑤**处于应急状态的患者**。当糖尿病患者处于应急状态时,例如重症感染(肺炎等)、骨折、急性心肌梗死、脑血管意外等,升血糖激素分泌量会明显增多,采用原来的治疗方法无法有效地控制血糖。

此时，患者应使用胰岛素治疗，待到病情稳定后，再改用以前的口服降糖药。

⑥**急需手术的患者**。患者手术前必须把血糖控制在良好的状态。当糖尿病患者遇到胆囊炎、阑尾炎、骨折等情况，需要紧急手术时，使用口服降糖药调节血糖往往来不及，而胰岛素具有短时间内将血糖控制好的作用，因此，此类患者宜使用胰岛素降糖，以提高手术的安全性。

专家提醒

糖尿病患者是否需要胰岛素治疗，需要综合考虑病情与治疗方案才能决定。胰岛素有严格的适应症状，必须在医生的指导下使用。

⑩ 胰岛素治疗糖尿病需要注意哪些事项

①**注射时间**。根据胰岛素种类，可分餐前、餐前15—30分钟、餐后皮下注射，不应提前或延后。这样可使胰岛素在进食后血糖升高时刚好起作用，应注意避免注射后太晚进食而引起低血糖。

②**准确的剂量**。胰岛素针剂的剂量一般为400单位/瓶或800单位/瓶。在进行注射前要仔细查看，算出每毫升注射液内含多少单位胰岛素，再按所要注射的单位数算出应该抽取多少药液，用1毫升针

筒准确抽药。注意：抽药前应先将药瓶用手滚动，以使药液混合均匀，千万不要用力摇晃，以免形成泡沫，对准确抽取造成影响。

③**取药先后**。当用两种胰岛素混合注射时，要先抽普通胰岛素，然后再抽鱼精蛋白锌胰岛素，这样做是为了避免后者混入普通胰岛素瓶内，而导致产生沉淀，影响疗效。

④**严格消毒**。对所用的注射器及注射部位要严格进行消毒，以防感染。为了避免吸收不良，还要注意经常更换注射部位，因为，反复在同一部位注射，会导致皮下组织发生硬结，从而影响药物的吸收。特别是注射鱼精蛋白锌胰岛素时，局部可能出现红肿等，因此应多加留心。

⑤**注意观察**。在注射后要注意观察身体反应，以便出现低血糖反应时能够及时发现，并及时采取应对措施。

⑥**注意预防低血糖和高血糖**。使用胰岛素要注意适量，预防低血糖和高血糖。尤其是老年糖尿病患者更要避免出现低血糖反应，因为低血糖可导致昏迷或死亡。

专家提醒

　　使用胰岛素治疗的副作用主要是低血糖反应。因此，使用胰岛素的患者，身上要携带糖果，最好佩戴表明自己是糖尿病患者及使用胰岛素药物治疗的卡片，以便紧急情况时可以帮助医生采取急救措施。

⑪ 胰岛素家中保存需要注意什么

胰岛素既不能日晒，也不能冷冻。胰岛素在没开封的情况下，最好的储存方式是置于2℃—8℃的冰箱中冷藏，在这种情况下瓶装胰岛素和笔芯胰岛素都可以保存两年半。但是，对于已经装在胰岛素笔中使用的胰岛素是不主张放入冰箱中保存的，因为这样会对胰岛素笔产生影响。一般在室温25℃时，胰岛素也可以保存4—6周，胰岛素笔中的胰岛素会很快用完，因此，不必担心笔中的胰岛素会变质。

专家提醒

胰岛素不能使用的情况有：①速效类胰岛素呈现雾状、变浓稠，有轻微颜色改变，或出现固体；中效、预混类胰岛素混合后发现有聚集，管壁出现白色固体颗粒，呈霜冻样外观。②胰岛素已经结冰。③正在使用中的胰岛素超过保存时间（打开时应标明时间）。

⑫ 注射胰岛素应该如何选择部位

因为不同注射部位对胰岛素的吸收速度不同，所以药物起效时间也会有所不同。可供选择的注射部位按照胰岛素吸收速度由快到慢依次为腹部、上臂外侧、大腿外侧、臀部。可根据不同规格的胰岛素起效时间的快慢选择注射部位，如注射短效胰岛素推荐注射在腹部，而注射中效胰岛素推荐注射在大腿外侧。

专家提醒

要注意的是，由于在同一部位反复注射可能会导致硬结，因此，应有规律地轮换注射部位和区域（两次注射点间距应在2厘米以上），可按照左右对称轮换的原则注射。

⑬ 胰岛素是如何分类使用的

胰岛素根据药理作用时间的长短，可分为短效、中效、长效三类，胰岛素药品采用的是全球统一的色码标识，通过标签色码识别其剂型。一般常规胰岛素（R），即短效胰岛素，为黄色，中效胰岛素（NPH）为绿色，长效胰岛素和混合胰岛素（30R/50R）均为褐色。

常规胰岛素可进行静脉注射或加在其他溶液中静脉滴注，而中效及长效胰岛素只能采用皮下注射或肌内注射的方式给药，不可采用静脉注射或静脉滴注。

专家提醒

在众多胰岛素系列产品中，短效胰岛素为澄清、透明、无色液体,其余所有剂型均由于混合了鱼精蛋白而为白色混悬液,放置时间稍长就会出现分层现象。使用时需轻轻摇匀,对药效没有影响,可放心使用。

⑭ 糖尿病患者 如何自我血糖监测

自我血糖监测是了解血糖是否达标的重要措施,也是减少低血糖风险的重要手段,指尖毛细血管血糖检测是最理想的方法。自我血糖监测适用于所有糖尿病患者,特别是注射胰岛素患者和妊娠糖尿病患者,必须进行自我血糖监测。对于胰岛素静脉或皮下注射,但血糖控制差、急、重症的糖尿病患者,测血糖 4—7 次/日或根据需要确定次数。对于一般的使用基础胰岛素患者,测血糖 1 次/日。使用预混胰岛素患者,测量血糖 1—2 次/日。使用基础胰岛素加餐前胰岛素患者,测血糖 3—4 次/日。口服药或生活干预治疗患者,测血糖 2—4 次/周。各点的血糖监测包括空腹血糖、餐前血糖、餐后 2 小时血糖、睡前血糖、夜间血糖和其他时间段血糖。

专家提醒

血糖监测是调整治疗方案的依据,也是良好地控制糖尿病,减缓、预防并发症的保证。监测频率根据病情变化,酌情调整。

⑮ 出现低血糖反应怎么办

糖尿病患者在治疗过程中可能会发生血糖过低现象，低血糖可导致身体不适甚至生命危险，应引起特别注意。低血糖表现为心悸、焦虑、出汗、饥饿感、手抖、神志改变、认识障碍、抽搐等。对此，糖尿病患者应随身备用一些零食，如饼干、糖等，一旦发生低血糖应立即食用。当然最好携带糖尿病个人信息卡，以便他人及时辨识和提供帮助。

糖尿病患者血糖低于 3.9mmol/L 时，即需要补充葡萄糖或含糖食品，可参照以下三步法：第一步：吃 15—20 克糖或糖类食品。第二步：15 分钟后测定血糖。第三步：如果血糖还是低于 3.9mmol/L，重复第二步，并打电话寻求帮助。

专家提醒

低血糖反应是糖尿病治疗中最为常见的不良反应，低血糖对患者有很大威胁，若不及时处理，很容易发生意外。因此，糖尿病患者必须对低血糖反应的危害和症状有充分的了解，以便及时发现，及时处理。

⑯ 如何应用诺和笔

①使用前须先仔细阅读诺和笔使用手册，掌握其操作要领。

②注射部位应选择腹部或四肢内侧皮肤；诺和笔芯内可能含有气泡或使用期间也可能有少量空气存在，调拨剂量选择环在2单位位置，用手指轻弹笔芯架数次，推下注射推键，当有一滴胰岛素出现在针头时，即表示排气成功。如针头无胰岛素出现，则重复上述步骤，直至排气成功；确定剂量选择环位置，选择所需注射的单位数；注射时，右手拇指压住注射推键，其余四指握住笔身，垂直进针，进针深度为针头的2/3，完全按下注射推键。注射后针头应留在皮下6秒以上，并继续按住推键，直至针头完全拔出，这样既可以确保剂量准确，又可阻止液体流入针头或笔芯内。注射完毕，旋下诺和笔。

专家提醒

使用诺和笔时应注意的事项：①安装前需将活塞杆旋入回弹装置内，再将机械装置与笔芯架拧紧。②注射不同类型的胰岛素，应使用不同诺和笔，不宜混用。在使用混合型胰岛素前，应将诺和笔上下颠倒摆动数次，使药液充分混匀，然后马上注射。③小心存放诺和笔、诺和笔芯和诺和针。每次注射后需将针头从诺和笔上取走，否则气温的变化可致药液从针头处溢出，如是混合型胰岛素可致药液浓度发生变化。④诺和笔注射针头用前不用消毒，因针头本身就有一层硅的保护膜，注射时能减轻疼痛。

第7章

普外科疾病
健康知识

1 什么是甲状腺结节

甲状腺结节是指在甲状腺内的肿块,因吞咽动作肿块可随甲状腺上下移动。这是临床常见的疾病,可由多种病因引起。临床上有多种甲状腺疾病,如甲状腺退行性变、炎症、自身免疫以及新生物等都可以表现为结节。

专家提醒

甲状腺结节的病因比较复杂,不同疾病有不同的病因,和碘摄入过低或过高有一定关系。

2 甲状腺结节都有怎样不同的表现

①**结节性甲状腺肿**。多见于中年女性。结节内可有出血、囊变和钙化。主要表现为甲状腺肿大，临床症状不多，一般仅有颈前不适感，甲状腺功能检查大多正常。

②**结节性毒性甲状腺肿**。起病缓慢，常发生于已有多年结节性甲状腺肿的患者，年龄多在四五十岁以上，以女性居多，伴有甲亢症状及体征，但甲亢的症状一般较轻，常不典型，且一般不发生浸润性突眼。

③**炎性结节**。分感染性和非感染性两类，前者主要是由病毒感染引起的亚急性甲状腺炎，其他感染少见。后者主要是由自身免疫性甲状腺炎引起的，多见于中、青年妇女，患者的自觉症状较少。

④**甲状腺囊肿**。绝大多数是由甲状腺肿的结节或腺瘤的退行性变形成的，囊肿内含有血液或微混液体，与周围边界清楚，质地较硬，一般无压痛。

⑤**甲状腺肿瘤**。包括甲状腺良性肿瘤、甲状腺癌及转移癌。

专家提醒

对于大多数甲状腺结节，常规检查首选 B 超，对于某些甲状腺癌，在必要时为了判断肿瘤大小和临近脏器的关系，是否有淋巴结转移、气道压迫梗阻、肺转移等，或者明确胸骨后结节性甲状腺肿的范围，可在 B 超检查的基础上酌情选择 CT 或者磁共振。

❸ 确诊是良性 甲状腺结节该怎么办

定期复查 B 超，由于每次 B 超检查时探头切面不同，结果报告上描述的结节大小有几毫米的偏差是正常的。良性结节只要不明显增大，不影响甲状腺功能，门诊定期复查即可。

专家提醒

甲状腺结节病人在饮食上需注意：补充足够的热量，这是由于甲状腺功能亢进令身体新陈代谢速度增快，所以要增加热量摄入。另外也要多吃些含蛋白质高的食物，如肉类、蛋类、奶类等。维生素也需要多补充。不要吃辛辣、刺激性食物，如茶、烟、酒、花椒、桂皮等，忌肥腻、油炸食物，对于高碘造成的甲状腺结节不要吃海产品，如海带、海苔、虾皮、紫菜、贝壳类、蟹类、鱼虾等。

❹ 如何正确地 对乳房进行自我检查

①双手向上举起，仔细观察乳房的大小和形状有没有异常变化，观察乳房的颜色以及双乳是否对称，最后看一下乳头有无溢液或者血液流出。

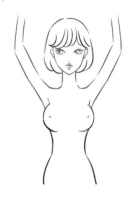

②双手叉腰,然后再举起,重复第一步的查看内容。

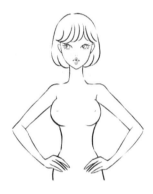

③抬起一侧手臂,看看另一侧乳房是否会随之上抬,并且检查一下乳房上部与腋窝的接合处是否正常。用力按压使胸部的肌肉紧张起来,然后进行观察,看看乳房是否有不同于以往的线条(如有异物突起)。

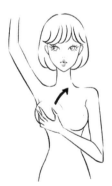

④并拢除拇指外的其余四指,在乳房上滑动,以画圈的方式先从内侧滑动到外侧,再从外侧滑动到内侧。如果滑动被卡住,则可能有肿块。

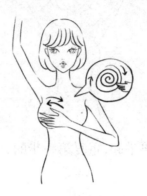

⑤身体仰躺,把坐垫放在一侧胸部的下面,然后用除大拇指以外的四指沿着胸部移动,检查乳房有无肿块。

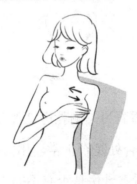

⑥身体平躺,把四指放到腋下,检查有无肿块,然后把手移到乳房上,稍微用力抓乳晕,观察有无溢液流出。

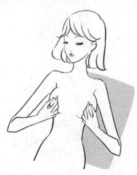

检查时间：月经正常的妇女，月经来潮后第9—11天是乳腺检查的最佳时间，此时雌激素对乳腺的影响最小，乳腺处于相对静止状态，容易发现病变。在哺乳期发现的肿块，如怀疑为肿瘤，应在断乳后再进一步检查。

专家提醒 ••••••••••••••••••••••••••••

乳房是女性非常重要的一个部位，不仅具有哺乳的功能，同时还对女性身形影响很大，因此女性保护乳房健康刻不容缓。要想保护乳房健康，首先就是要学会自检乳房，因为通过自检可以及时发现乳房存在的问题，并及时解决。但是不能把乳房自检作为检查乳房健康的唯一手段，还应定期到正规医院用先进仪器设备检查，先进设备检查得会更仔细，准确度更高。

⑤ 你了解乳房的相关疾病吗

①**乳腺增生**：多发生于中年妇女，常见乳房内有多个大小不等而较硬的不规则结节，与周围组织分界不清。常感乳房疼痛，月经前症状加重，是乳腺间质的良性增生，临床上以乳腺肿块、疼痛及月经不调为特点，主要与内分泌紊乱、卵巢功能失调有关。

②**乳腺纤维瘤**：为乳房内最常见的肿瘤，多见于青年女性，与体内雌激素过高有关，可发生在一侧或两侧乳房内，一般为单发性。肿

块为卵球形或圆球形,表面光滑,质地为中等硬度,与周围组织分界清楚,与皮肤无粘连,肿块易被推动。目前治疗多为手术治疗,虽然手术切除了局部肿瘤,但体内的内分泌失调却并未得到纠正,故易复发。

③**乳腺囊肿**:乳腺囊肿是乳腺结构不良、炎症等原因导致乳腺腺叶或小叶导管上皮脱落或其他物质阻塞导管以后,腺叶的乳汁排出不畅,乳汁在乳内积存致使导管扩张所致。乳腺囊肿可分为乳腺单纯型囊肿和乳汁淤积性囊肿两大类。乳腺单纯型囊肿是乳腺细胞的分泌物滞留在导管内而形成的囊肿,肿块呈圆球形或椭球形,表面光滑、边界清楚,单发或者多发。乳汁淤积性囊肿是因乳腺导管阻塞,乳汁淤积而形成的囊肿,乳房局部伴随红、肿、热、痛的症状。

④**乳癌**:是发生在乳房内最多的恶性肿瘤,早期为无痛性单发的小肿块,质硬,表面不光滑,组织界限不清,不易被推动。早期无自觉症状,多数是被无意中发现。乳癌肿块增大时,可与皮肤粘连,局部皮肤凹陷,呈橘皮样,癌肿侵犯乳管时,可使乳头回缩。

专家提醒

35—60岁的女性每年乳腺定期体检是发现早期乳腺癌的最好方法,女性朋友应该把发现早期乳腺癌作为乳腺体检的重点。钼靶检查是早期诊断乳腺癌最有效的方法(最佳检测时间是月经结束后3—7天)。乳腺钼靶可显示密度增高、边界不规则呈毛刺样的肿块影,有时可见颗粒细小、密集的钙化点,称为"砂粒样钙化点"。尤其是肿块未形成前的早期乳腺癌,钼靶可通过发现"砂粒样钙化点"提供非常有价值的诊断,许多原位癌(0 期)都有赖于钼靶检查发现。但钼靶对囊、实性肿块的分辨能力较差。建议 35 岁以上的已生育女性每 1—2 年做一次钼靶检查。由于钼靶检查具有一定的放射剂量,不宜检查过频,孕期、哺乳期的女性不能做钼靶检查。

⑥ 什么是胆囊炎、胆结石

胆囊炎、胆结石是中老年人的常见病和多发病。胆囊炎、胆结石是由于胆囊功能减弱,胆汁滞留,胆汁组成比例失调引起的疾病。胆结石常促发胆囊炎,胆囊炎又可诱发胆结石,两者关系密切,常为并发。

专家提醒

胆结石主要表现为胆绞痛,常位于中上腹或右上腹,可向右侧肩背部放射。急性胆囊炎时可伴恶心、呕吐、发热等。而慢性胆囊炎者可持续多年无症状,有症状者多在进食油腻、高脂食物后加重。

7 胆囊结石的成因是什么

①胆囊结石以女性常见,女性体内雌激素的变化直接影响肝脏的酶系统,从而使肝细胞分泌的胆汁中胆酸盐含量减少、胆固醇含量增加,还能干扰胆囊收缩功能,胆汁排放受阻,胆汁淤积,促使胆石形成。

②随着年龄的增长,胆道运动功能逐渐降低。

③长期不吃早餐使夜间空腹时间过长,胆汁分泌减少,胆汁的成分也发生变化,其中胆酸含量减少,而胆固醇在胆囊中沉积,长此以往,便形成胆固醇结石。

专家提醒

注意饮食要规律,选择低胆固醇饮食。胆固醇摄入过多,可加重肝胆的代谢负担,并引起多余的胆固醇在胆囊壁结晶、积聚和沉淀,从而形成结石。尤其是晚上,应避免进食高胆固醇类食物,如鸡蛋(尤其是蛋黄)、肥肉、海鲜、无鳞鱼类、动物内脏等食品。同时,宜选用植物油,不用动物油。

8 胆囊炎胆结石症需要手术治疗吗

如有以下情况需要手术治疗治疗:

①有直径大于 3 厘米的胆囊结石。

②合并胆囊壁不均匀钙化、点状钙化、多个细小钙化的胆囊炎及瓷性胆囊。

③胆囊结石合并糖尿病。

④有明显症状者。

⑨ 腹腔镜胆囊切除术（微创治疗）是怎样的

①腹腔镜胆囊切除术：是胆道外科常用的手术，分为顺行性（由胆囊管开始）切除和逆行性（由胆囊底部开始）切除两种。传统的开腹胆囊切除术存在针对性差、创伤大、伤口愈合慢、易出现并发症，导致患者痛苦大、术后恢复不良等问题。腹腔镜胆囊切除手术从发展以来就迅速被外科医师及患者所接受。

②手术操作：用一种特制导管插进腹膜腔，再注入二氧化碳 2—5 升，达到一定压力后再在腹部开 3—4 个 0.5—1.0 厘米的小洞，伸入操作器械，在显示屏下解剖胆囊三角区结构，离断并夹闭胆囊管、胆囊动脉，然后切除包括结石在内的整个胆囊。如果胆囊体积过大，可将胆囊移至腹壁穿刺口，切开胆囊，吸引器吸出胆汁，或夹出结石，胆囊塌陷后即能将其从体内取出。手术需时 30 分钟至 1.5 小时，简单而安全。

③腹腔镜手术后注意事项：

手术后因麻醉药作用可能有短暂的呕吐或恶心，可针对性地给予药物治疗。

手术后 12 小时就可以下床活动,无特殊情况,次日即可进食流质食物,如米汤、稀粥等,但忌全脂牛奶。

若手术伤口疼痛难以接受,可告诉医生,酌情使用止痛药。

伤口通常不需拆线,如有异常出血渗液,需及时告知医务人员。

专家提醒

腹腔镜胆囊切除术较传统开腹手术的优势有:创口小,腹部切口微小,仅 0.5—1 厘米,有"钥匙孔"之称;疼痛轻;恢复快;住院时间短;出血少。

⑩ 结直肠癌的现状如何

结直肠癌是人类最常见的恶性肿瘤之一,近年来,因生活模式的西化,我国结直肠癌的发病率和死亡率有逐年增高的趋势,发病年龄也明显提前。目前其发病率已位居恶性肿瘤发病率的第四位,死亡率位列癌症死亡率的第五位。

专家提醒

结直肠癌可发生在各个年龄段,90% 发生在 40 岁以上,结直肠癌高危人群主要有结直肠腺瘤性息肉患者,溃疡性结肠炎患者,有结直肠癌家族史或有乳腺癌、卵巢癌、子宫内膜癌家族史的病人。

⑪ 结直肠癌有哪些症状

①最常见的症状是排便时出血,粪便中有血、便后滴血。

②排便习惯改变,如出现新的便秘或持续腹泻。

③腹痛和无法解释的体重下降。

专家提醒

结直肠息肉和癌症早期可能无明显症状,但早期筛查可以发现许多赘生物和息肉。用肠镜可以发现和切除结直肠息肉,降低其发展成癌症的概率。健康的饮食在预防结直肠癌中也起了一定的作用,进食低脂肪、高纤维食物,如谷类、水果和蔬菜,会降低发生结直肠癌的概率,还会降低心脏病、憩室、便秘和痔疮的概率。

⑫ 结直肠癌该如何早期筛查

结肠镜检查是最好的方法。一般来说,需要每五年复查一次。第一次检查的时间要根据危险因素来定。如果家族中有一人以上在 50 岁之前患结直肠癌，那就应该在 40 岁开始筛查（或比诊断年龄早 5 年开始）。如果有家族性多发性息肉，就应该在 12—14 岁开始筛查。有其他危险因素，如炎症性肠病（克罗恩病或溃疡性结肠炎），个体筛查方案应该与医生讨论。

专家提醒

有结直肠癌或息肉家族史，结直肠癌或腺瘤样息肉个人史的应该做结肠镜检查。任何的息肉都应该切除并每 1—3 年复查。如果检查正常，应每 3—5 年做一次结肠镜检查。有乳房、卵巢或子宫癌的女性应该在 40 岁开始每 3—5 年做一次结肠镜检查。

⑬ 结直肠癌的治疗方法有哪些

应选择外科手术切除。手术包括传统开放手术和腹腔镜手术（微创治疗）。有肿瘤的肠段和相关的血管及淋巴结均要切除。如果癌症已经扩散到淋巴结或其他部位，建议做辅助治疗，如化疗和（或）放疗。多数较大的肿瘤都是经腹切除，虽然术后肠会重新连接，但如果肿瘤离肛门口很近就需要做全直肠及肛门的切除术，在这种情况下，需做肠造瘘术，造瘘口在腹部。

专家提醒 ·

评估长期疗效应该在疾病分期的基础上。早期癌症病人,肿瘤没有穿透肠壁、没有扩散到淋巴结或其他部位者,疗效是满意的。肿瘤扩散到其他部位或浸润淋巴结,经过综合手术、化疗或放疗,治愈的概率有明显的提高。

⑭ 外科手术前病人需要做哪些准备

①**术前需要做皮试**:手术需要麻醉,需要相关抗感染治疗,所以术前需要麻醉药物和抗生素皮试,排除某些药物是否过敏。

②**胃肠道准备**:麻醉药物可能会引起呕吐、胃肠功能紊乱。防止发生呕吐物窒息或者肺炎,术前必须严格禁食、禁水 8 小时以上。

③**服药注意事项**:阿司匹林、华法林以及一些非甾体类药物可能导致手术中出血增加。很多患者都需要服用这些药物,必须向主管医生说明并询问是否继续服用。

④**备皮**:为了手术切口清洁,需要对手术区域进行清洁和备皮。

⑤**睡眠和镇静**:手术前保持心情愉快和放松,保证足够的睡眠。

15 外科手术后病人应注意哪些事项

①**探视**：亲属探视病人需要遵守探视制度。由于病人术后抵抗力下降，各种切口、引流管的存在会增加感染机会，探视会将各种细菌带入病房内，细菌通过空气和接触传播会引起病人感染。各种传染性疾病患者，如有感冒、细菌性腹泻、皮肤疾病等患者不能探视病人。

②**术后疼痛**：手术后的切口疼痛是必然存在的，可采取一些方式给予缓解，如更换卧位和姿势，尽量保持舒适，与亲属交谈或听一些轻松愉快的音乐等分散注意力；也可在医生指导下使用镇痛泵，减轻疼痛。

③**术后饮食**：忌油炸和刺激性食物。手术后期及手术后1—3天，病人排气后尚未正常排便，或由于疼痛、引流管未拔除等造成活动受限时，应选择清淡、松软、易消化的流质或半流质饮食，如粥类、汤类等。术后一周左右，病人逐渐恢复活动，排便规律，食欲良好，可多进食高蛋白食物，如鸡蛋、牛奶等，以及高热量、高维生素的饮食，满足切口愈合及机体恢复所需要的各种营养。

④**手术切口的护理**：术后可能会引起切口感染、切口裂开、切口疝等并发症，注意观察伤口周围是否有红、肿、热、痛等现象发生，切口闭合是否良好，是否有渗血、渗液，针眼处是否有异常的分泌物，如出现异常情况应及时就医。在活动时正确保护切口，如在咳嗽、打喷嚏时应按住伤口两边，防止切口裂开。术后第二天会更换切口敷料，以后根据病情每2—3天更换一次，切口一般在7—10天基本愈合，表

面干燥,无渗血、渗液,就可拆除缝线,切口部位保持清洁、干燥。伤口一个月后可淋浴。

⑤**术后引流管护理**:引流管要妥善固定,严防扭曲、折叠,留出足够长度以供病人活动,防止病人活动、翻身时牵拉使引流管脱出。引流装置应低于引流管出口处,引流管通常接引流袋或负压球。胸腔闭式引流接水封瓶,水封瓶中的长管应在液面下 2—4 厘米处,水封瓶应在病人胸部引流切口处以下 60—100 厘米妥善放置。脑室引流袋入口处应保持在高于侧脑室水平 10—20 厘米处,位置过低可使脑积液引流过快,易引起颅内压突然下降而导致颅内出血,位置过高不宜引流出脑积液,不能有效解除颅内高压。负压引流球充盈时,应及时排出积液、积气,保持负压状态。

⑥**正确的活动**:麻醉及手术会增加肺部感染的概率,卧床时呼吸较为表浅,肺内分泌物无法排出,会造成坠积性肺炎。卧床还可使胃肠道功能减弱,容易出现便秘。卧床时身体局部受压,血液循环受阻,尤其在骶尾部、四肢骨骼突出部常出现压疮,卧床还易引起泌尿系统结石。因此,在病情允许的条件下,尽可能地进行活动。术后活动必须在医护人员的指导下,制订合理的计划,按正确的方法和步骤循序渐进。一般在术后 6 小时,可取半卧位,进行深呼吸及有效咳嗽,同时协助抬高四肢,活动关节,协助翻身,轻叩背部。术后 1—2 天,可坐在床边,两腿下垂,同时主动活动四肢、头颈部关节和肌肉,然后可在他人搀扶下或扶着床沿、椅子等站立,在扶持下行走,继而可在室内缓慢行走。到室外行走要注意预防感冒,同时不要接触有感染性疾病的病人,做活动也要根据身体恢复情况循序渐进。

第 8 章

骨科疾病健康知识

1 哪些人群最容易患上颈椎病

①长期伏案工作的教师。

②办公室工作人员。

③头部长期保持同一姿势的人群。

④运动过度的非专业运动员。

专家提醒 . . . .

颈椎病亦称颈椎综合征，多见于中老年人，主要是由于颈椎

间盘退变和突出，导致周围组织和结构继发性改变，从而引起一

系列症状。

❷ 颈椎病主要症状有哪些

①**颈型**：主诉头、颈、肩疼痛等异常感觉，并伴有相应的压痛点，表现为颈部僵硬、不舒服、疼痛以及活动不灵活，是最常见的一种类型。

②**神经根型**：主要表现为手掌或手臂麻木、疼痛、握力减弱，有时连拿杯子都觉得没力气，病情严重时，整夜疼痛难以入睡。

③**脊髓型**：主要表现为走路不稳、四肢麻木、大小便困难等。

④**椎动脉型**：主诉偏头痛、头晕或者胸闷、胸痛，每次眩晕发作都与颈项转动有关。

⑤**交感神经型**：主要表现为头晕、眼花、耳鸣、心动过速、心前区疼痛等一系列交感神经症状。

⑥**混合型**：具备上述两种类型或两种类型以上的临床表现。

专家提醒

颈椎病的治疗主要以消除症状为主，如果自己感觉有颈椎病的症状，应及时到康复医学科或骨科就诊，在明确诊断并排除手术治疗的可能后，可选择正规的康复治疗，主要采用颈椎牵引结合理疗等传统的中医康复手段，待病情稳定后，在康复医师的正确指导下进行颈椎操的康复训练。

❸ 颈椎病患者在日常生活中应注意哪些事项

对于神经根型患者避免患侧的头部运动,对于椎动脉型患者尽量避免头部的旋转动作,对于脊髓型患者由于上肢、下肢的肌力减退,可以在康复医师的指导下进行肌肉力量的训练以及相关的协调性训练。

专家提醒

头部应避免长时间保持同一姿势,长时间坐位 30—60 分钟后,要适当地进行头部运动,如做颈椎保护体操、颈部按摩等。

❹ 如何正确做好颈椎保护体操

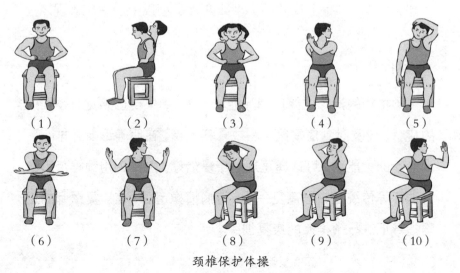

（1）　　　　（2）　　　　（3）　　　　（4）　　　　（5）

（6）　　　　（7）　　　　（8）　　　　（9）　　　　（10）

颈椎保护体操

专家提醒

做好颈椎保护体操可以增加颈部肌肉的力量,保持颈椎良好
的关节活动度,起到松弛肌肉和舒筋活血的作用。

❺ 如何预防颈椎病

注意一:坐姿必须正确。坐位时,臀部和背部充分接触椅面,双
肩后展,两肩连线与桌缘平行,脊柱正直,两足着地。坐在电脑前工作
时,桌椅高度与自己身高比例适宜,目光平视电脑屏幕,双肩放松,避
免颈部过度前屈或后仰,以减轻长时间端坐引起的颈部疲劳。

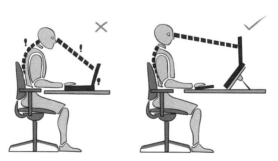

注意二:适当活动颈部。工作 1—2 小时后,头颈部应向前向后
和左右转动数次,动作轻柔、缓慢,以达到各个方向最大运动范围为
准,使颈部疲劳得到缓解。

注意三:经常要抬头望远。长时间低头工作,既影响颈椎,又易
引起视觉疲劳,甚至诱发屈光不正,因此,每当工作过久后,应抬头向

远方眺望5—10分钟,这样既可消除疲劳感,又有利于颈椎的保健。

注意四:养成良好的睡觉习惯。睡觉时不要趴着睡,不要躺着看书。枕头不应过高、过低或过硬,枕头中央略凹进,颈部能充分接触枕头并保持略后仰,不要悬空。习惯侧卧位者,应使枕头与肩同高。

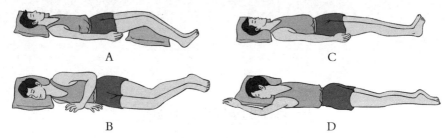

A、B:正确的体位;C、D:错误的体位

注意五:避免损伤。避免和减少急性颈椎损伤,如用力抬举重物、紧急刹车等。

注意六:防寒防湿。颈椎病发生常与风寒、潮湿等季节气候变化有密切关系,避免受风寒侵袭,风寒会使局部血管收缩,血流速度降低,有碍组织的代谢和血液循环。冬季外出时要戴围巾或穿高领毛衫等,保护好颈部,减少寒冷的刺激。

⑥ 患了骨质疏松症后果严重吗

人的骨头是由骨矿物质和骨基质构成,骨矿物质减少到一定程度就是骨质疏松。就好比摩天大楼由钢筋和混凝土构筑,水泥和黄沙不足或是比例不协调,建造的大厦就很难牢固,骨质疏松也是如此。如果骨量减少了,骨头结构破坏了,就容易出现骨质疏松。骨质疏松症是一种全身性骨骼病,患者的骨量减少,会导致骨骼变弱和变脆,更容易发生骨折。

专家提醒

骨质疏松症是由于骨量减少、骨微结构破坏、骨的脆性增加、容易发生骨折的一种全身性骨骼病。从临床诊断来看,骨密度检测 T 值小于 −2.5SD 就是骨质疏松症。

7 哪些人群及因素会增加患骨质疏松症的风险

①年长者:一般 70 岁以后。

②女性:绝经后 5—10 年。

③体重过轻或骨架较小者。

④有骨质疏松症和骨折家族史的人群。

⑤不健康的生活模式:偏食或节食导致长期摄取钙质不足;吸烟、酗酒、喝太多含咖啡因饮品;过量摄取钠盐;缺乏运动;久病卧床等。

⑥药物影响:长期服用类固醇或一些影响骨骼新陈代谢的药物。

⑦患某些疾病:女性雌激素不足,如 40 岁前停经或接受了卵巢切除手术;内分泌失调症,如甲状腺功能亢进等;慢性病患者;缺乏维生素 D 等。

专家提醒

骨骼是一个动态的器官,身体会不停制造新的骨组织,而旧的骨组织会被分解及取代。当我们的年龄超过三十岁,人体制造骨组织的速度会相对减慢,意思就是被分解的骨组织比新制造的骨组织多,从而导致骨质慢慢流失。如果一个人年轻时的骨质已经较少和骨质流失速度比较快的话,年老时患上骨质疏松症的概率便会增加。

⑧ 骨质疏松症 引发骨折常见部位有哪些

①脊柱骨折,这种骨折最常见,骨折后常导致急性背痛,背部逐渐弯曲及身高变矮。

②前臂骨折,通常因跌倒而造成手腕部位骨折。

③髋部骨折,通常因跌倒所致。

专家提醒

骨质疏松症一般没有明显的自觉症状,甚至在发生骨折后才被发现,常见骨折部位有脊柱、手臂、髋部等。

9 骨质疏松症的药物治疗需注意哪些事项

①**双磷酸盐类**：阿仑膦酸钠（福善美），每周一次，每次 70mg 空腹一大杯水送服，并保持至少 30 分钟非卧位和不进食。

②**降钙素类**：分为鳗鱼降钙素和鲑鱼降钙素。鲑鱼降钙素（密盖息）50U 肌肉注射，根据病情每周 2—5 次；鳗鱼降钙素（益盖宁）20U，每周 1 次肌肉注射并口服钙剂 300mg/d，其药效高、作用时间长，不良反应小。鼻喷降钙素使用剂量为 200U/d，其不良反应为偶有鼻刺激，罕有鼻出血。

③**雌激素替代疗法**。

④**选择性雌激素受体调节剂**：如他莫替芬、雷洛昔芬等，雷洛昔芬可有效抑制破骨细胞活性，使用剂量 60mg/d。

⑤**甲状旁腺素**：20ug/d，治疗时间不超过两年。

⑥**活性维生素 D**：阿法骨化醇（阿法 D3）、骨化三醇（罗盖全）。

10 哪些食物含有丰富的钙质

①**奶类食品**：牛奶、乳酪等。

②**海产类**：沙丁鱼、银鱼干、虾皮、虾米、海带、紫菜、带刺骨制成

的鱼松、蚌、螺等。

③**豆制品：**豆腐、豆浆、素鸡、鲜腐竹、百页等。

④**蔬菜类：**白菜、西兰花、菜心、金针菇、萝卜、香菇、木耳、芥蓝、菠菜等。

⑤**果仁类：**杏仁、花生仁、核桃及芝麻等。

⑥**水果（包括干果）：**橙子、无花果、提子干、无花果干、杏脯干等。

⑪ 如何有效吸收维生素 D

①维生素 D 主要是通过阳光中的紫外线照射皮肤后在体内合成。如果每天让脸部和手臂直接接触温和的阳光约 10 分钟，便能让肤色较浅的妇女制造足够的维生素 D，肤色较深的妇女，所需时间会相对较长，但切勿在夏天中午的烈日下暴晒，以免中暑。

②进食富含维生素 D 的鱼类，如三文鱼、沙丁鱼、青花鱼、鳗鱼等，以及蛋黄和添加维生素 D 的奶类制品或豆奶等。

专家提醒

保持均衡饮食，以确保摄取足够的钙质及维生素，如每天补充钙剂 1200mg、维生素 D 400—800U，高钙低脂的鲜奶、有骨的鱼类及绿色蔬菜都是不错的选择。

⑫ 哪些人需要补充维生素 D

①长时间以衣服覆盖脸部、手和脚者。

②长时间逗留在室内而过少接触阳光者。

③肤色较黝黑,又只能短暂接触阳光者。

⑬ 如何判断是否患上骨质疏松症

①通过 X 线能诊断明显的骨质疏松症,CT、MRI 有助于鉴别诊断。

②测量骨密度,T 值大于 –1.0SD 属正常,T 值在 –2.5 至 –1.0SD 之间为骨量减少,T 值小于 –2.5SD 即可诊断为骨质疏松症。

专家提醒

戒烟戒酒,养成良好的生活习惯。保持愉悦的心情,不要有过大的心理压力,适当调节心情和自身压力,可以保持弱碱性体质,从而预防骨质疏松的发生。

14 骨质疏松症患者 如何进行有效的自我保护

①保持正确坐下、步行和提重物的姿势,以减轻脊柱所承受的压力。

②定期做运动可改善敏捷度和平衡能力,以减少跌倒的机会。

③建立一个安全的生活环境,避免跌倒或摔倒。

专家提醒

保持良好的生活方式,加强运动,根据个体情况做一些负重的运动,如爬楼梯或举重,能够帮助建立骨骼的钙质储备。多进行户外运动以及接受适量的日光照射,有利于钙质的吸收。

15 骨质疏松症患者需进食 奶类食品才能摄取足够的钙质,对吗

答案是否定的。

如果不吃奶类食物,可以在早、中、晚餐中添加含丰富钙质的食物,如豆类制品、海产、深绿色蔬菜、果仁等,确保每天都能摄取足够的钙质。

⑯ 骨折后多吃骨头汤可以补充足够的钙质,对吗

答案是否定的。

由于猪骨或鱼骨内的钙质并不会溶于汤水中,因此骨头汤内的含钙量极低。

⑰ 得了骨质疏松症应该减少活动,对吗

答案是否定的。

运动可以促进新陈代谢,进行户外运动以及接受适量的日光照射,都有利于钙的吸收。

⑱ 胸腰椎骨折会发生在哪些部位

胸腰椎因损伤所处的平面不同,可分为单纯骨折和骨折合并脱位,大多发生于下胸椎与上腰椎,直接暴力损伤可发生于任何平面,胸12椎腰1椎间骨折较多。

19 胸腰椎骨折患者 日常生活护理需要注意哪些事项

①患者需绝对卧床休息,卧硬板床,翻身时,保持肩、臀在一条线上。

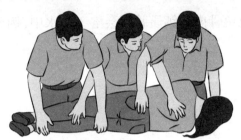

胸腰椎骨折病人的正确翻身方式

②双人搬运患者时,保持患者两下肢伸直,两上肢伸直放身旁。三人扶患者躯干,使成一整体滚动移至木板上或三人用手同时将患者平直托地至木板上,禁用搂抱或一人抬头、一人抬足的方法。

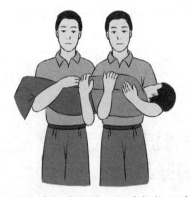

胸腰椎骨折病人的双人平托搬运法

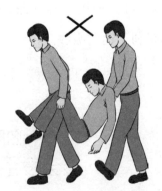

胸腰椎骨折病人的错误搬运法

③卧床病人保持会阴部清洁干燥,有大便污染时,及时清洗、擦干,防止感染。

④加强呼吸功能锻炼,防止肺部感染。

㉒ 胸腰椎骨折患者 如何正确进行康复训练

①**被动运动**：对大小腿的肌肉做向心性按摩，避免肌肉萎缩，上肢可做拉拉簧、举哑铃的动作。

②**主动运动**：

飞燕式：患者俯卧于床上，去枕，双上肢、双下肢、头胸及腰部用力后伸。

五点支撑：患者仰卧于床上，去枕，屈膝、屈肘，腰离开床面，以头、双肘部及双足为五点支撑起整个身体。

四点支撑：患者仰卧于床上，头及腰部离开床面，以双手、双足为四点支撑起整个身体。

三点支撑：双肘屈曲贴胸，以双脚、头部为三点支撑起整个身子。

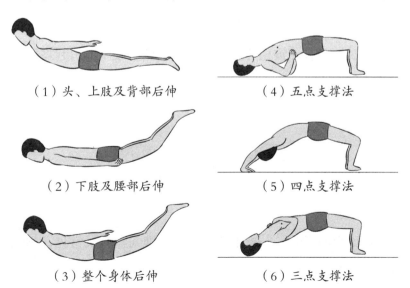

（1）头、上肢及背部后伸　　　（4）五点支撑法

（2）下肢及腰部后伸　　　（5）四点支撑法

（3）整个身体后伸　　　（6）三点支撑法

③**康复训练强度**。三个月内先采用飞燕式，再依次使用五点式、四点式、三点式支撑法，每日 3—4 组，每组 50 次，具体根据自身情况及医生指导，量力而行。起床下地活动时必须穿戴支具，站立行走时间不宜过长，避免负重长久站立或保持同一坐姿，避免腰部扭曲的动作，如弯腰、旋转，捡物时尽量屈髋、屈膝蹲下。

㉑ 腰椎间盘突出症 为什么会腰腿痛

腰椎间盘突出症最常见的表现就是腰腿疼痛。原因是腰椎间盘各部分（髓核、纤维环及软骨板），尤其是髓核，有不同程度的退行性改变后，在外

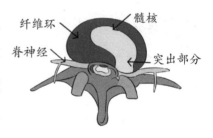

力因素的作用下，椎间盘的纤维环破裂，髓核组织从破裂之处突出或脱出于后方或椎管内，导致相邻脊神经根遭受刺激或压迫引起疼痛。

㉒ 腰椎间盘突出症的 好发部位有哪些

①发病部位以腰 4、5 椎和腰 5 椎骶 1 椎间盘为最常见，其他部位的腰椎间盘也可发生。

②可以是单节或多节段发病,突出方向以向后或向后外侧突出压迫神经根最为常见,也可向后方突出压迫硬膜囊甚至马尾神经。

㉓ 腰椎间盘突出症有哪些表现

①突出间隙的棘突旁会产生压痛,压痛向同侧臀部及沿坐骨神经方向发散。

②做伸直大腿抬起动作时,大腿后侧会感到疼痛。

③脊柱发生侧弯。

④神经受压部位不同,小腿或大腿的相应部位感觉会减弱,通常会感到麻木或疼痛,有时肌力会下降。

㉔ 腰椎间盘突出症日常生活注意事项

①**避免长期进行弯腰活动**。在进行用力地弯腰活动时,腰间盘所承受的压力是正常情况下的 1—5 倍以上,长期超出腰椎间盘的耐受力,会出现腰腿疼痛的症状。

②**避免长期久坐**。长期久坐会使腰椎间盘所承受的压力增大,腰椎处于后弯的状态,腰部肌肉韧带处于紧张的状态,腰椎间盘承受的

压力会增大 10 倍。腰部肌肉长期处于紧张的状态，会导致腰部肌肉的损伤，进而对腰部的保护力下降，随之容易在外力作用下导致椎间盘纤维环破裂，髓核突出压迫神经。

㉕ 确诊腰椎间盘突出症需要做哪些检查

怀疑自己得了腰椎间盘突出症，一定要到骨科或康复科就诊，往往需要先进行普通的 X 线检查；对于高度怀疑的患者，需要做 CT 或 MRI（磁共振）进一步检查。

㉖ 如何进行腰椎间盘突出康复治疗

排除手术的可能以后，主要进行以下几个方面的康复治疗：

①**晚间休息要睡硬板床**。如果处于急性期，要避免各种活动，离床时用腰托保护。

②**进行腰椎的牵引治疗**。因为牵引可以使下段腰椎的椎间隙增大，从而产生负压，同时可以使后纵韧带紧张，加速椎间盘恢复原位，还可以缓解疼痛。牵引可以是持续的也可以是间歇性的，通常牵引重量为体重的 60%—100%，每次牵引持续 30 分钟，门诊治疗通常以

10—20 次为一个疗程,不过牵引治疗次数因人而异,个别患者可能需要牵引 30—40 次才能使症状有明显的改善。

③**理疗**。采用中频电疗或超短波治疗能起到松解粘连,促进炎症部位水肿吸收的作用。

④**运动治疗**。运动治疗对于腰痛患者的恢复十分重要,许多患者就是因为腰背部的肌肉力量薄弱才导致患上椎间盘突出症。但是运动治疗要讲究科学,采取不同的运动治疗手段,应由康复科医师做专业指导。

⑤**传统中医康复手段**。如针灸和拔火罐对疼痛也均有较好的治疗作用。

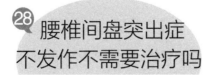

**㉗ 腰痛就是
腰椎间盘突出症吗**

答案是否定的。

腰痛虽然是腰椎间盘突出症最早出现的症状,但不是唯一的症状,约有 10% 的患者仅表现为腿痛,而没有腰痛。腰痛患者一定要去正规医院就诊,千万不要凭感觉自主判断。

**㉘ 腰椎间盘突出症
不发作不需要治疗吗**

答案是否定的。

一些患者认为到了腿痛或行走不便再进行康复治疗也来得及,这种观念是错误的。如果日常活动都有困难了,往往病情已十分严重。这种情况通常一般的保守治疗已经不能解决了,而需要采取手术治疗,由此花费大量的时间和金钱,得不偿失。因此建议一旦出现上述腿部症状应立即到医院检查。

㉙ 腰椎间盘突出可以通过推拿来复位吗

答案是否定的。

推拿和按摩能起到缓解疼痛的作用,但不能根治腰椎间盘突出。很多做推拿按摩的人对腰椎间盘突出症缺乏足够的认识,往往容易导致患者病情加重,甚至造成进一步损伤。

㉚ 上肢常见的骨折有哪些

主要有锁骨骨折、肱骨干骨折、肱骨外科颈骨折、肱骨髁上骨折、肱骨外髁骨折、尺桡骨干骨折、尺骨上1/3骨折合并桡骨头脱位、桡骨中下1/3骨折合并尺桡关节脱位、桡骨远端骨折。

31 上肢骨折，日常护理应注意哪些事项

①夹板或石膏固定后，肢体抬高于心脏水平，坐起或下床时，上肢用三角巾悬吊，固定 4—6 周后，方可解除固定。

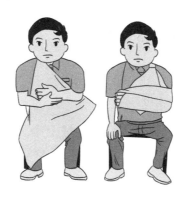

②上好石膏后，如发现肢端肿胀、发凉、皮肤颜色发紫、局部伤口渗血，自我感觉剧痛、发痒、石膏过松或过紧等，应及时到医院就诊。

32 上肢骨折，如何按康复计划进行功能锻炼

第一阶段：骨折后尽早开始运动石膏固定部位的上下关节。

①握拳、伸指与分指练习

将五指实心用力握紧，直到五指末端的血液有要全部被挤出的感觉，握拳 3—5 秒钟后慢慢放松并伸直五指，用力伸直五

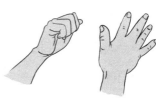

握拳、伸指与分指练习

指并用力将五指分开,以最大的力量进行,每天不定时做 3—5 组,每组 30 次左右。

②前臂内外旋转练习

患侧上肢保持中立位,向内外做主动旋转活动,如果患侧上肢不能主动进行,可在健侧上肢辅助下进行患肢的被动锻炼,每天不定时做 3—5 组,每组 30 次左右。

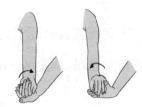

前臂内外旋转练习

③腕、肘关节屈伸练习

患侧上肢掌心向上伸直,指、腕、肘关节主动做屈伸活动,患肢不进行主动活动时,可在健侧肢体辅助进行患肢的被动活动,每天不定时做 3—5 组,每组 30 次左右。

腕、肘关节屈伸练习

第二阶段:骨折后两周,在以上锻炼的基础上,进行捏软球、抗阻力腕关节屈伸运动、抗阻力肩关节外展与旋转运动。

①捏软球练习

取橡胶质地的软球轻轻放入掌心,先用大拇指用力挤压软球,用力持续 3—5 秒,再用五指指腹用力捏软球,持续 3—5 秒,除大拇指外四指用力向掌心挤压软球,持续 3—5 秒,用大拇指下方大鱼际用力挤压软球,持续 3—5 秒,大拇指与食指、中指、无名指、

捏软球练习

小拇指分别用力挤压软球,持续 3—5 秒。每天不定时做 3—5 组,每组 30 次左右,加强手指的力量和功能锻炼。

②抗阻力腕关节屈伸练习

患肢掌心向下水平放在桌子上,腕关节靠近桌子边缘,手用力提起、放下约 0.5 公斤的重物。患者可根据实际情况,增加或减少重量,每天不定时做 3—5 组,每组 30 次左右,加强腕关节的屈伸力量。

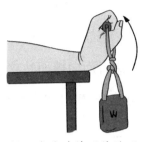

抗阻力腕关节屈伸练习

③抗阻力肩关节外展、旋转练习

双脚打开同肩宽站立,健侧叉腰,患肢手握 30 厘米长木棒,水平打开、收回。每天不定时做 3—5 组,每组 30 次左右。双手握木棒两端,与腰部水平,分别向左右两侧做肩关节外展、内收锻炼,保持肘关节伸直。

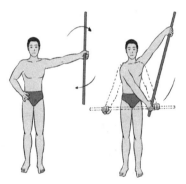

抗阻力肩关节外展、旋转练习

第三阶段:骨折后三周,在以上锻炼的基础上,进行抗阻力肘关节屈伸与肩关节内外旋转运动。

①抗阻力肘关节屈伸与肩关节内外旋转练习

患者站立位,患肢肘关节屈曲,肩关节前后摆动或者身体前屈(即弯腰)上肢下垂,尽量放松肩关节周围的肌肉和韧带;再做前后摆动的动作,幅度逐渐增大,做 30—50 次;然后挺直腰,稍作休息,再做持重物

（0.5—2公斤）下垂摆动练习，同样做前后摆动 30—50 次，以不产生疼痛或不诱发肌肉痉挛为宜，开始所持重物不宜太重，应从 0.5 公斤开始，逐渐增加到 2 公斤。

②患肢上举爬肩梯练习

患者面向墙面站立，患肢上抬，扶于墙面上，用手指沿墙面慢慢向上爬动，使患肢尽量高举，达到最大限度时，在墙面做记号，然后慢慢向下返回原处，反复进行，逐渐增加高度。每日做 3—5 组，每组 30 次左右。

③回旋画圈练习

患者弯腰垂臂，甩动患臂，以肩为中心，由里向外或由外向里做画圈运动，用臂的甩动带动肩关节的活动，幅度由大到小，反复做 30—50 次。

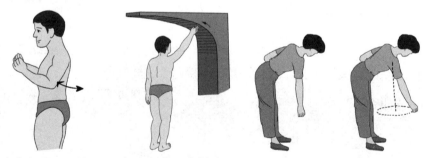

肩关节内外旋转练习　　　患肢上举爬肩梯练习　　　回旋画圈练习

第四阶段：在以上锻炼的基础上，可自行选择其中的各种练习。

①肩关节内收和外展练习：患者仰卧位，双手十指交叉，掌心向上，放在头后部（枕部），先使两肘尽量内收，然后尽量外展，反复做30—50 次。

②**梳头练习**：患者站立或仰卧均可，肘屈曲，做梳头动作，每日做3—5组，每组30次左右。

③**摸背练习**：患者站立，患肢置于背后，肘部屈曲沿着脊柱尽量向上或向下摸，以最大限度为准，反复练习30—50次。

④**上臂外展、外旋运动**：上臂外展、外旋，用手摸自己的头后部。

㉝ 下肢常见的骨折有哪些

主要有股骨干骨折、股骨粗隆间骨折、股骨髁上骨折、髌骨骨折、胫骨平台骨折、胫腓骨骨折、踝部骨折、距骨骨折、跟骨骨折及趾骨骨折等。

㉞ 下肢骨折，如何按康复计划进行功能锻炼

①**石膏固定后或内固定麻醉清醒后，尽早开始做踝部运动，预防小腿肌肉挛缩。**

仰卧位，足尖上抬，足背向小腿前面靠拢，通俗地讲就是脚尖用力往后勾，到最大限度后，持续3—5秒。与背伸相对的是跖屈，使指足尖用力前伸，

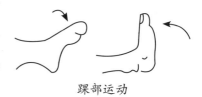

踝部运动

达到最大限度,持续 3—5 秒,每天做 3—4 组,每组 10 次。

②术后 1 天即可开始进行股四头肌静止收缩。

仰卧位,下肢伸直平放在床上,膝关节下垫软枕,主动下压膝关节,以尽可能大的力度绷紧肌肉,保持大腿肌肉紧缩状态 10 秒,放松,每天做 3—4 组,每组 20 次。

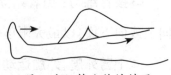

股四头肌静止收缩练习

这种方式因不移动下肢,不必活动关节,是一种非常安全的练习方式。练习时力度自我调控,疲劳或者疼痛时减小力度,甚至停下。下肢骨折及关节置换术都适合做此练习,但禁止做抬举动作。

③术后第二周,在保持股骨不旋转、不内收的情况下开始做髋与膝关节屈伸运动。

仰卧位,脚后跟在床上向臀部慢慢滑动后收,然后缓慢伸直,每天做 3—4 组,每组 10 次。

④三周后要求患肢主动做屈伸练习。

坐在床边,小腿下垂,双脚踩地或脚蹬地,练习用双臂撑起上身和抬起臀部,达到锻炼髋和膝关节的目的。

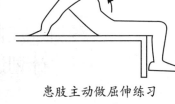

患肢主动做屈伸练习

⑤在骨折恢复期进行坐位、站位与蹲位的转换练习,加强髋、膝、踝部的肌力,以恢复行走能力,加强下肢的稳定性。

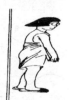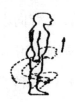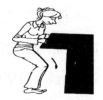

正确的坐位、站位与蹲位的转换练习　　扶栏杆下蹲练习

下床时健侧先持重,上床时患肢先上,下蹲时保持髋关节处成90°,站立时健侧肢体持重。

⑥石膏固定患者,4—8 周去除石膏后,做髌骨被动活动,做主动屈膝活动,扶栏杆下蹲练习,循序渐进,6—8 周可拄拐杖行走。

专家提醒

伤后 3 个月内扶拐杖行走,患肢避免负重,上下楼梯时,需他人搀扶或借助扶手支持,每次只能上下一级楼梯,切记健肢先上,患肢先下。锻炼时应注意以主动锻炼为主,被动活动时动作应轻柔,以不引起剧烈疼痛为度,以免引起骨化性肌炎而加重关节僵硬。

㉟ 肢体骨折使用石膏固定的目的是什么

①维持固定,保持骨折肢体的正常功能位置,有利于骨折端的愈合。

②保护患部,减轻或消除局部的负重。

③封闭伤口,做患部的牵引或伸展。

④矫正肢体畸形。

36 肢体骨折,日常生活护理要注意哪些事项

①刚打好的石膏1—2天后才会完全干,在未干以前容易断裂或变形,注意不能用手指按压,不要用力碰撞或压重东西。

②用枕头或其他软垫放置在用石膏固定的手或脚的下面,抬高后有利于消肿。

③医生根据骨折部位给予适当的石膏固定,可能一段时间内疼痛感会有所加重,但过段时间就会减轻,不要太紧张。

④受伤的手和脚石膏固定后,需几天以后才会慢慢消肿,如有手指或脚趾头发白或发紫、感觉麻木、疼痛加重等情况需及时到医院检查。

⑤如有石膏内严重发痒、内有臭味、有液体流出、石膏边上皮肤破损、石膏断裂或裂开等情况需及时到医院检查。

⑥洗澡、擦身时避免弄湿石膏,不要往石膏内塞入任何物品。

⑦天冷时要注意石膏固定部分的保暖,以防因受冷而引起手脚肿胀。

⑧由于骨折后躺在床上缺乏活动,如果不进行锻炼,很容易出现肌肉萎缩、关节僵硬等问题,等骨头长好了就会留下其他后遗症,所以固定2天后就要对能活动的关节进行功能锻炼。

⑨受伤的手脚肿胀消退后,如果石膏过松,可能需要更换石膏。

⑩按医生的嘱咐定期到医院复查,以保证石膏功能作用。

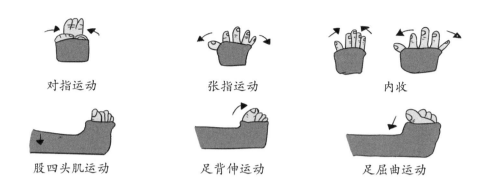

对指运动　　　　　　张指运动　　　　　　　　内收

股四头肌运动　　　　足背伸运动　　　　　　足屈曲运动

㊲ 什么是膝关节骨性关节炎

膝关节骨性关节炎俗称长骨刺,是指多种原因使关节软骨完整性受损所表现的膝关节疼痛、肿胀、活动受限、关节变形,如"O"形腿和"X"形腿。膝关节退行性变 = 长骨刺 = "老寒腿",多见于老年人,尤以肥胖者居多。

㊳ 你是否得了老寒腿

出现以下症状你可能得了"老寒腿":

①近一个月内膝关节经常反复疼痛。

②早期间断性疼痛,常呈关节间隙疼痛运动时加重,休息后好转,后期在休息后也加重,甚至夜间疼痛,疼痛常呈酸痛性质。

③膝关节出现晨僵现象，一般很少超过 30 分钟。

④膝关节局部肿胀，伴有骨质增生。

⑤活动时有摩擦音。

⑥关节变形，常见的有膝关节内翻、外翻畸形，单足站立时可观察到膝关节向内或向外侧弯现象。

39 应该怎样保护膝关节

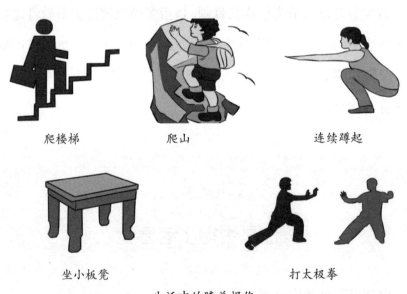

爬楼梯　　　　爬山　　　　连续蹲起

坐小板凳　　　　打太极拳

生活中的膝盖损伤

膝关节就像是一个不断运转的机器轴承，长期运转会出现磨损，出现各种症状，因此要特别注意以下三点：

①不要在短时间内过度使用膝关节，不可长时间蹲坐、盘腿、坐小

矮板凳,更不能反复屈伸膝关节。

②生活中注意补钙,以食补为主,多食奶制品、豆制品、蔬菜及海产品。

③避免过度负重。

⑩ 如何正确进行膝关节功能锻炼

①**侧躺练习**:左侧卧,膝盖微弯,脚后跟并拢。头枕在左臂上,眼睛直视前方,右手持约 1—2 千克的重物,放在腿外侧,然后腹部和臀部绷紧,尽量抬高右腿的膝部,抬腿时身体不动,坚持几秒钟,放下,重复练习 15 次,换腿。

②**抬腿练习**:站在一个稳固的长凳或台阶后面,右脚踏上(脚后跟不要悬空),并将重量集中于右脚,身体抬高,左脚脚趾接触台阶,坚持 1—5 秒,然后放低左脚,轻扣地面,重复 8—10 次,换腿。

③**架桥练习**:平躺,膝盖弯曲,双脚分开,与臀部同宽,手臂放在两侧,缓慢地抬起髋部,平稳离开地面,然后缓缓放下,重复 15 次。

④**伸腿运动**:平躺,膝盖弯曲,脚平放于地。伸出左腿,套入伸缩拉带或毛巾,双手抓住拉带的两端,用拉带把腿拉向胸前,再用力将小腿伸直,保持 10—30 秒,重复 3—5 次,换腿。

㊶ 登山活动应注意哪些问题

①重心偏后并稍降低，前脚站好再把重心移过去（不是重心放在前脚上往下砸），要保持有一只脚始终支撑在地面上。切忌跑跳，速度要慢，要小心，看清脚下。

②减少负重：一般负重超过体重的1/4时，下山就要从保护膝盖的角度控制节奏了，特殊情况下负重不要超过体重的1/3。

③登山之前要做好充分的准备活动，包括拉伸，让关节、肌肉、韧带等得到良好的预热，也可以用双手手指揉搓膝盖下边缘，促进关节润滑液的分泌。使用护膝和登山杖，登山杖要选可调的，最好是两根，上臂尽量多地分担腿的负重。

④不要追求速度。

⑤选择路线要量力而行，不要透支自己的膝盖。

⑥穿适合登山的鞋，一般松软的土地、草地、碎石坡、雪地对膝盖都相对友好，但要注意防滑。

⑦不要"锁关节"（把腿部伸得笔直），当大腿过度劳累的时候，走路时就会不自觉地锁关节，以减轻大腿肌肉的负担，暂时放松肌肉，但很容易造成膝部劳损、膝部冲击伤、脚踝劳损和扭伤。

⑧加强腿部肌肉力量的锻炼。平时多加强股四头肌（大腿前部）和十字韧带的锻炼。

⑨膝盖损伤急性期，就不要再登山了。

㊷ 什么是肩周炎

肩周炎又可称为漏肩风、露肩风、冻结肩、五十肩、肩凝风、肩凝症等,是以肩关节疼痛和活动不便为主要症状的常见病症。好发年龄在 50 岁左右,女性发病率略高于男性,左侧多于右侧,多见于体力劳动者,如得不到有效的治疗,有可能严重影响肩关节的功能活动。

㊸ 肩周炎的临床表现有哪些

不同肩周炎患者临床表现也不尽相同,病情有轻重之分。

①**轻型**:肩部酸痛,夜间不影响睡眠,肩关节功能活动轻度受限,前屈后伸正常。

②**中型**:肩部疼痛较重,可影响夜间睡眠,个别体位可引起剧烈疼痛,肩关节功能活动中度受限。

③**重型**:肩部疼痛严重,夜间影响睡眠,大多数的体位均可引起剧烈疼痛,活动受限,影响日常生活和工作。

㊹ 肩周炎的常见治疗方法有哪些

①**中药**：能祛风散寒、解经通络,活血化瘀。

②**拔罐**：拔罐治疗肩周炎常选用的穴位有肩井、肩髃、肩前、肩贞、天宗等穴位。每次选两个穴位,交替使用。

③**刮痧**：刮痧治疗肩周炎常选用的经络有手臂外侧的肺经、大肠经。每周可刮 1—2 次。

④**针灸**：针灸治疗肩周炎常选用的穴位有肩井、肩髃、肩前、肩贞、大椎、曲池、外关、腕骨等穴位,刺入穴位,留针 20—30 分钟。每日 1 次,两周为 1 疗程。

⑤**理疗**：选用镇痛安眠枕或超短波等高频电磁疗法, 每日 1 次,10 天为 1 疗程。主要起到消炎、镇痛、解痉、改善血液循环、松弛肌肉的作用。

㊺ 日常生活中肩周炎需要注意哪些事项

①肩部保暖,睡觉的时候不要让肩部受凉。

②及早进行患侧主动和被动的肩关节功能锻炼。

③适当运动,可做一些柔软体操、太极拳、八段锦等。

专家提醒 ···

一定要多按摩、多运动手臂，不能怕痛。为了恢复正常的活动度，必须听从医生或理疗师的建议，做规定的锻炼项目，如果没有进行积极锻炼，那么肩膀将会处于废用状态。

46 肩周炎患者如何进行正确的功能锻炼

①前后摆动练习。

②回旋画圈运动。

③正身双手爬墙：患者面向墙壁站立，双手上抬，扶于墙上，用双侧的手指沿墙缓缓向上爬动，使双侧上肢尽量高举，达到最大限度时，在墙上做个记号，然后再徐徐向下返回原处。反复进行，逐渐增加高度。

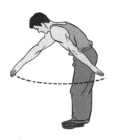 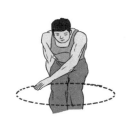 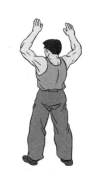

前后摆动练习　　　回旋画圈运动　　　正身双手爬墙

47 什么是髋关节置换术

髋关节由股骨头和髋臼组成。全髋关节置换术就是手术置换髋关节的股骨头及髋臼。半髋关节置换术就是手术置换股骨头。人工假体有生物型和非生物型之分。

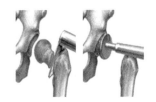 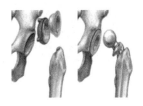 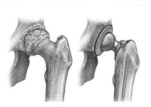

切除股骨头及部分股骨　将股骨头假体打入股骨，　　术前与术后
颈和髋臼部分软骨　　　　并复位

48 髋关节置换术有哪些手术适应证

①骨性关节炎。

②类风湿性关节炎。

③创伤性关节炎。

④股骨头无菌性坏死。

⑤某些髋关节骨折（股骨颈骨折等）。

49 髋关节置换术后康复训练有哪些

①**如何下地？**

a. 将助行器放在术侧腿旁，向床边移动身体。

b. 将术侧腿移到床下，防止术侧髋外旋。

c. 健侧腿顺势移到床下，将身体转正，扶助行器站立。

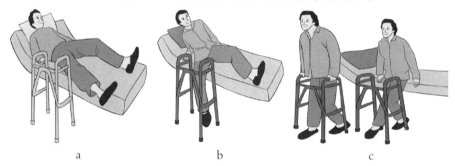

| a | b | c |

②**如何坐下？**

a. 坐下之前做好准备，要坐有靠垫和扶手的椅子，并加坐垫。倒退时看好位置，双手扶稳，缓缓坐下。

b. 屈髋不能超过 90°，要坐较高的椅子。

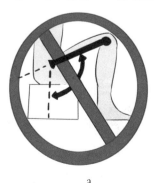
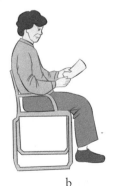

a   b

③如何站立？

从椅子上站起，身体首先挪到椅子旁，术侧腿放在前面，健侧腿承受大部分体重。

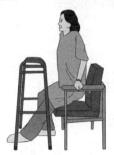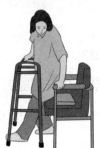

④如何站立练习？

开始时会感觉头晕，一定要有人在身旁协助，直到有足够力量自行站立；一定要手扶床边或墙上扶手。

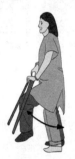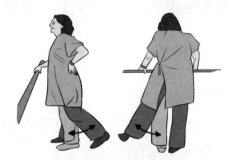

a.站立抬腿练习　　　　　b.站立后伸和外展练习

⑤如何用助行器迈步行走？

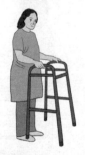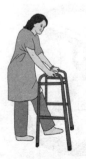

助行器摆在身前 20 厘米处，先迈术侧腿，再将健侧腿跟上。

50 髋关节置换术 出院后如何康复训练

①由助行器改为双拐进行行走。

前移双拐一足距离,健侧脚落地,前移重心越过双拐连线,健侧脚前移越过双拐连线 20—30 厘米,交替进行。

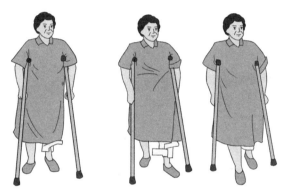

②继续住院期间的站位练习。

③上下楼梯练习。一般在术后 21 天可上下楼梯,3 周时间髋关节周围软组织基本痊愈。

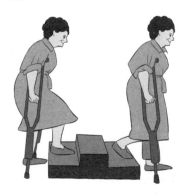

上楼梯:健侧脚先迈上台阶,术侧脚再迈上台阶。

下楼梯：双拐先移到下一台阶，术侧脚再迈下台阶，最后健侧脚迈下台阶。

51 髋关节置换术后生活中需注意哪些事项

①术后，家中需要在坐椅、坐便器和楼梯上安装可靠的扶手。

②为座椅准备一个舒适的垫子，有安全的靠背和扶手，备一脚凳方便患肢休息。

③卫生间准备可靠的扶手和椅子。

④将马桶高度予以适当调节。

⑤清除家中活动区域内所有可能致人跌倒的物品。

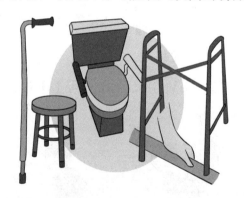

⑥尽量避免进行深蹲屈髋超过 90°。

⑦在穿鞋袜时，应该卧床，足置于床上，屈体屈髋穿，避免双下肢交叉。

⑧建议在术后 6 周内不要开车。

⑨在通过机场安全检查时可向安检人员说明情况并出具相关证明。

52 牢记"六不"口诀

①不下蹲。

②不侧身弯腰或过度向前弯腰。

③不坐矮的凳子或软沙发。

④不向患侧侧卧。

⑤不跷二郎腿。

⑥不盘腿。

第9章

五官科疾病
健康知识

① 什么是屈光不正

当眼调节静止时，外界的平行光线经眼的屈光系统后恰好在视网膜黄斑中心聚焦，这种屈光状态为正视，若不能在视网膜黄斑中心聚焦，将不能清晰成像，称为屈光不正。

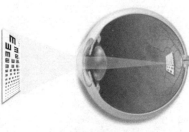

视觉成像原理

② 屈光不正有哪些治疗方法

①**戴框架眼镜**。这是目前最安全的矫正近视眼的方法。

②**戴角膜接触镜（隐形眼镜）**。双眼度数相差 250 度以上者戴隐形眼镜更加有利于视物清晰。透气性高的硬性角膜接触镜可以减缓度数上升。

③**戴角膜塑形镜（OK 镜）**。通过压迫角膜中央区，使角膜的度数改变，起到矫正作用。因为角膜具有一定弹性，压迫后恢复需要一定的时间，一旦停戴，可以维持 1—2 天甚至 1 周的矫正效果，并且可以减缓度数上升。

④**角膜屈光手术**。18 周岁以后，且 2 年内度数进展不超过 50 度的患者有需求可考虑手术治疗。

专家提醒

若要配眼镜需在眼科医师检查后再配眼镜，镜片的度数、散光轴的位置、瞳孔的距离都要精准。定期眼部检查，每 3—6 个月定期检查，寒暑假尤佳。

③ 如何预防屈光不正

①**适度运动**。多打羽毛球、乒乓球。

②**避免长时间用眼**。避免长时间近距离的工作,避免长时间使用电子产品,如手机、电脑等;用眼距离保持在 35 厘米左右最佳,阅读 1 小时左右要休息 5—10 分钟,休息时不妨出去走走,看看远处物体或做眼睛保健操,帮助眼部肌肉放松。

③**要有良好的阅读条件**。如适当的照明、良好的纸质、清晰的印刷、大小适当的字体、合适的桌椅高度等。

④**看电视有讲究**。电视机放置在眼睛视线正前方,眼睛与电视机的距离保持在 3 米以上,室内灯不可全关掉,电视荧幕影像需清晰,每看 30 分钟要休息 5 分钟,可利用广告时段闭目休息或起来走走。

专家提醒

教育孩子看书、写字姿势要端正,不要养成趴在桌子上学习的习惯,也不要躺着或坐车时看书。学习时保证光线充足、柔和,不要在阳光直射下学习,光源应在左前方。如患有屈光不正,应及时戴度数合适的眼镜。

4 阿托品治疗需要注意哪些事项

①阿托品使用后瞳孔散大,产生畏光现象,尤其在阳光下或光线较强时。使用过程中患者会出现看近物模糊的情况,在看书、写字时应同时戴相应的治疗眼镜。

②滴完眼药水后，应按压泪囊部（大眼角处皮肤）3分钟，以减少体内吸收，避免出现脸色潮红、心跳加快、嘴唇发干等全身反应。

③使用过程中如出现眼红、眼痒等局部反应，应及时到医院就诊，连续使用1个月左右要复查眼压。

专家提醒

使用睫状肌松弛剂治疗屈光不正，常用阿托品扩瞳。对于睫状肌过度紧绷所引起的假性近视，此类药物通过放松睫状肌可达到降低度数的作用，但是无法使真正的近视度数降低，不过可减缓度数的加深。本药品仅限于18岁以下假性近视的治疗或散瞳验光使用，其他情况务必在医师指导下使用，40岁以上或有青光眼史者慎用。

⑤ 如何正确使用滴眼液

①使用滴眼液前先用肥皂清洁双手，如有眼部分泌物应同时予以清洁。

②确认所使用的滴眼液。

③仰卧或坐位并抬头，眼睛向头顶方向看，一手拿滴眼液，另一手轻轻下拉下眼皮，将滴眼液悬空滴入下眼皮与眼白形成的V形开口内，轻轻闭眼后，用手轻轻提一提上眼皮，闭眼2—3分钟，并且指压眼内侧泪管处。

专家提醒

注意使用滴眼液时，瓶口不能触碰手指、睫毛或眼部的任何部位，以免污染滴眼液。滴眼液滴入结膜囊内 1 滴就足够。如使用 2 种以上滴眼液，应间隔 5 分钟以上。

6 什么是白内障

眼球内有一个晶状体，它相当于一片装在"袋子"里的"玻璃片"，诸如老化、遗传、免疫与代谢异常、外伤、中毒、辐射等原因，均可使"玻璃片"损伤，引起"玻璃片"代谢紊乱，从而导致其变性而变得混浊，就如透明玻璃变成了磨砂玻璃，这就

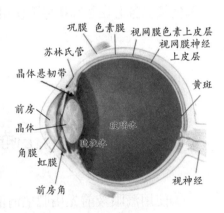

是白内障。此时光线被混浊晶状体阻挠无法进入眼内，导致视物模糊。

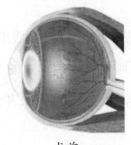

术前

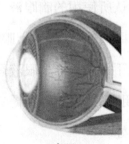

术后

世界卫生组织对白内障的诊断标准为晶状体混浊,戴镜视力小于 0.7,且无其他导致视力下降的眼病。积极防治慢性病,包括眼部疾病及全身性疾病。糖尿病患者最易患白内障,要及时有效地控制血糖,防止病情进一步发展。

❼ 白内障有哪些治疗方法

①药物治疗对逆转晶状体混浊没有确切的效果,目前国内外都处于探索研究阶段,临床上常用的药物有滴眼液,如卡林优、白内停等,或口服中西药,如复明胶囊、石斛夜光丸等。

②手术治疗是白内障患者复明的最有效手段。超声乳化白内障吸除联合人工晶体植入已成为常规白内障手术方式。

白内障治疗可分为药物治疗和手术治疗。目前手术治疗是白内障患者复明的最有效手段,其优点是切口小,术后散光小、切口愈合快,视力恢复迅速。

⑧ 白内障术前准备有哪些

①眼科检查有裂隙灯检查和视力、验光、眼压、角膜曲率、角膜地形图、角膜内皮镜、眼底检查等。常规检查有大便常规、尿常规、血常规、凝血功能、血生化、心电图、胸片、眼部 B 超等。

②术前三天使用抗生素滴眼液（如左氧氟沙星滴眼液），术前冲洗泪道，预防感染。

③术前 1 小时滴复方托吡卡胺滴眼液 6 次用于散瞳。

专家提醒

如患者有糖尿病、高血压、发热及咳嗽、腹泻等症状，需内科治疗至病情稳定才可手术。高血压患者血压应控制在正常范围内或接近正常，糖尿病患者的空腹血糖以控制在 8.0mmol／L 以下为宜。

⑨ 白内障手术有哪些并发症

①**角膜水肿**。术中冲洗皮质、超声能量及植入晶体等都会影响角膜内皮代谢而引起角膜水肿。

②**眼内出血**。术中、术后患者配合不佳、虹膜损伤、切口渗血等都会导致前房积血。术中、术后眼内压和眼内压之比发生大幅度变化，如眼内压过高或切口后眼内压突然下降、咳嗽、恶心、屏气，导致眼内容物流出眼外的爆发性出血，此为白内障手术最可怕的并发症。

③**继发性青光眼**。术中透明质酸钠残留、虹膜反应重、前房出血等导致眼压一过性或持续升高。

④**眼内炎是人工晶体植入术后最严重的并发症**。表现为眼球突然疼痛、眼红严重，眼内有大量絮状物，甚至积脓。一旦确诊，应及时处理。

专家提醒

术前、术后必须遵医嘱按时使用滴眼液，以预防感染。术后可出现散光、远视、近视等屈光不正现象，待术后屈光不正稳定后，根据需求配戴眼镜。

⑩ 白内障术后需要注意哪些事项

①术后拆除敷料后，遵医嘱使用滴眼液 1 个月以上，包括抗菌和激素滴眼液，一日 4 次，使用不同滴眼液应间隔 5 分钟。术后满 1 个月、3 个月定期门诊复诊，若有不适随时门诊复查。

②术后不可过度活动，忌咳嗽、打喷嚏、揉眼、用力及突然地低头，

以免眼压升高或眼内出血。术后如有畏光，可戴墨镜或用纱布遮盖，待适应后及早去除。

专家提醒

避免一切眼压突然升高的因素，以免出现眼内出血、眼压升高等并发症。术后进食清淡、易消化的软食，多吃粗纤维食物，保持大便通畅，或者辅助药物治疗，忌烟酒、煎炸及辛辣食品，以防结膜充血，增大眼部感染的概率。

11 什么是青光眼

我们可以想象，人的眼球内有一个水龙头，持续不断地流出液体，眼球的周边有一出水管道，持续不断地把眼内的水引流出来，两者形成一个平衡。而眼内的液体对眼组织的压力就是眼内的压力，简称眼压，其正常值为 11—21mmHg。目前没有一种药物可以使这个水龙头彻底关闭，而这个出水管道却可由多种因素关闭，那么势必会导致眼压上升。当眼压超过眼球内组织所能承受的正常值，特别是眼底视神经所能承受的限度，视功能将受到影响。

专家提醒

出现眼压升高、视神经乳头的凹陷性萎缩和视野的缺损、缩小,即可诊断为青光眼。

⑫ 哪类人群需 小心急性青光眼找上门

50 岁以上老年人,尤其是女性,患青光眼较多。往往会出现顽固性失眠、偏头痛、劳累、情绪波动后暂时性眼胀、眼痛、视物朦胧的症状,休息后即缓解。一年仅发作一两次,随着病情发展,发作越来越频繁,每次发作时间也越来越长,如此反复发作。

专家提醒

急性青光眼的典型症状是患眼与同侧头部剧烈疼痛,疼痛可及同侧颜面部,眼球充血和视力下降,甚至眼压迅速升高时,引起频繁呕吐、恶心、出汗,其容易与脑血管病混淆。

⑬ 青光眼治疗有哪些方法

①**药物治疗**: 使用 20% 甘露醇、乙酰唑胺、醋甲唑胺、匹罗卡品滴眼液、马来酸噻吗洛尔(盐酸左布诺洛尔滴眼液)、贝他根滴眼液、阿发根(酒石酸溴莫尼定滴眼液)等。

②**手术治疗**：原发性青光眼在药物控制眼压后行手术治疗，继发性青光眼在药物控制眼压后行相应原发病治疗，如老年性白内障膨胀期继发青光眼患者，在控制眼压后行白内障手术治疗。

专家提醒

青光眼如不及时采取有效的治疗，视力将逐步下降，直至失明，而且就目前的治疗手段来说，这种失明是无法恢复的。

⑭ 青光眼手术有哪些并发症

①**眼内出血**：术中因切口损伤眼内组织、术后因意外碰撞、剧烈咳嗽或高血压动脉硬化的老年患者自发出血导致前房积血。

②**眼内炎**：术后眼球突然疼痛、球结膜充血水肿严重，眼内大量渗出液体，甚至积脓。

③**恶性青光眼**：术后出水口出水过多过快，使组织堵塞出水口，眼内液体逐渐增多，眼压急剧上升引起强烈的青光眼症状。

专家提醒

术中、术后若患者眼压过高、咳嗽、恶心、屏气，导致眼内外压力差过大，引起眼内容物流出眼外的爆发性出血，这是青光眼手术最可怕的并发症，要高度引起重视。

⑮ 青光眼术后预防保健怎么做

①**用药指导**：患者术后拆除敷料后，遵医嘱使用滴眼液 1 个月以上，包括抗菌和激素滴眼液，一日 4 次，使用不同滴眼液应间隔 5 分钟。术后满 1 周、2 周、1 个月定期复诊，若有不适，随时门诊复查。

②**按摩指导**：指压眼球按摩是眼外滤过术后重要的辅助治疗，可促使房水经角巩膜切口处外渗，形成一个有功能的滤过泡。如果眼压超过 12mmHg，前房已经形成，就可以开始指压眼球，每日 2—3 次，指压部位应位于滤过泡的对侧，向眼球中心加压，持续 10 秒，松开 5 秒，连续 3—5 分钟。注意不能过度指压眼球，防止前房消失、前房出血和伤口裂开。

专家提醒

术后不可过度活动，忌咳嗽、打喷嚏、揉眼、用力及突然地低头，以免眼压升高或眼内出血。术后进食普食，宜多吃新鲜果蔬，补充维生素，保持大便畅通。注意饮食清淡，避免进食辛辣刺激、粗硬等食物，忌烟酒。

⑯ 得了慢性咽喉炎怎么办

①**病因治疗**：避免长时间过度用声，戒除烟酒，改善工作环境，避

免在粉尘环境中工作,积极治疗鼻腔鼻窦的慢性炎症。

②雾化吸入:可酌情使用糖皮质激素进行雾化吸入治疗。

③中成药:可服用黄氏响声丸、清咽滴丸等。

④注意饮食:多饮水,多吃蔬菜水果,保持大便通畅。

专家提醒

慢性咽喉炎是指咽喉部慢性非特异性炎症,为咽喉部黏膜、黏膜下及淋巴组织的弥漫性炎症,常为上呼吸道慢性炎症的一部分,多见于成年人,病程长,症状顽固,较难治愈。慢性咽喉炎又分慢性咽炎和慢性喉炎。

17 慢性咽喉炎的主要症状有哪些

①慢性咽炎一般无明显全身症状。自感咽部异物感、痒感、灼热感、干燥感或微痛感,常有黏稠分泌物附着于咽后壁,晨起时经常出现频繁的刺激性咳嗽,伴恶心,无痰或仅有颗粒状藕粉样分泌物咳出,萎缩性咽炎病人有时可咳出带臭味的痂皮。

②声音嘶哑是慢性喉炎的主要症状,程度可轻重不等。其他症状如:喉部不适、干燥感,有时讲话多了还有喉痛;喉部分泌物增加,形成黏痰,讲话时费力,咳出后说话才感轻松。

专家提醒

不要过度用嗓子,戒除烟酒,保持室内空气清新,积极治疗鼻炎、支气管炎等呼吸道慢性炎症。改善工作环境,避免粉尘,加强自我保健。

18 声带长息肉怎么办

较大息肉主要以手术切除为主,辅助以糖皮质激素、维生素及超声雾化等治疗。

如声门暴露良好的带蒂息肉,可在间接喉镜下摘除。息肉较小或有蒂且不在前联合,可在电视纤维喉镜下行声带息肉切除术。局麻不能配合者,可在全麻气管插管下在支撑喉镜下切除息肉,有条件者可行微创手术切除。对于年老体弱、患有颈椎病及全身状况较差者,可在纤维喉镜下切除息肉或行射频、微波治疗。

专家提醒

声带息肉好发于一侧声带,为半透明、白色或粉红色且表面光滑的肿物,也可发于双侧声带,是常见的引起声音嘶哑的疾病之一。多为发声不当、过度发声所致,或一次强烈的发声所引起,也可继发于上呼吸道感染。

⑲ 声带息肉主要有哪些症状

声带息肉主要症状为声音嘶哑，根据息肉的大小、形态和生长部位，声音嘶哑程度会不同。轻者为间歇性声嘶，发声易疲劳，音色粗糙，发高音困难，重者沙哑，甚至失声。

专家提醒

若巨大的息肉位于两侧声带之间，可致完全失声，甚至可致呼吸困难和喘鸣；若息肉位于声门下腔，患者常因刺激而咳嗽。

⑳ 声带息肉切除术后 需注意哪些事项

①麻醉后 6—8 小时，可以进食温凉流质饮食，少食多餐，并逐渐过渡到半流质饮食或软食，避免过冷、过热、过硬及刺激性食物。保持口腔清洁，餐后给予冷开水漱口。

②感觉咽喉有液体往下流应轻轻将其吐出，观察是否出血，出血的话，观察出血量。

③手术后两周内禁声，用文字和肢体动作进行交流。禁声两周后，避免大声说话，必要时等吸足气后，慢慢说话，使用腹部发音方式，一字一句，简单对话。

④给予雾化吸入,促使痰液咳出。

专家提醒 •

伤口未愈合前,应避免喝酸性果汁及进食辛辣刺激食物,如番茄汁、橙汁、葡萄汁、辣椒等。需禁声 2—3 周,尽量避免大声说话、喊叫。两周内避免进出公共场所,预防感冒、咳嗽,以免影响声带复原。按时服药,定期复查,门诊随访。

㉑ 引起慢性化脓性中耳炎的病因有哪些

①急性化脓性中耳炎未彻底治愈,病程迁延 8 周以上,或急性坏死性中耳炎,病变深达骨质。

②鼻咽部腺体肥大、慢性扁桃体炎、慢性化脓性鼻窦炎等疾病,导致中耳炎反复发作。

③全身或局部抵抗力下降,如营养不良、慢性贫血、糖尿病等。

专家提醒 •

慢性化脓性中耳炎是中耳黏膜、骨膜或深达骨质的慢性化脓性炎症。临床上以耳内长期间断或持续性流脓,鼓膜穿孔和听力下降为特点,在一定条件下,还能引起颅内、外并发症。

㉒慢性化脓性 中耳炎的主要症状有哪些

①**耳内流液**。耳内流液为间断性，或长期持续不停，上呼吸道感染或经外耳道再感染时，流液增多。分泌物为脓性黏液，稀薄或黏稠，有肉芽或息肉者，分泌物中偶尔混有血液，分泌物的量多少不等。

②**听力下降**。听力损伤程度不等，轻者可无明显感觉，严重时才感到听力下降。

③**部分患者可出现耳鸣。**

专家提醒

注意预防慢性化脓性中耳炎的复发，不要用力掏耳朵，洗浴和洗头发时做好对耳道的保护，避免污水及异物进入耳内。注意远离噪音环境，在治疗期间，不要使用耳机，特别不要长时间处在嘈杂的人群中。如有不适需及时到医院就诊，不要随意用药。

㉓慢性化脓性中耳炎的 药物治疗需要注意哪些事项

①**引流通畅者，以局部用药为主**。炎症急性发作时，可以酌情使用抗生素。

②**局部用药指导。**抗生素溶液或抗生素与糖皮质激素混合液，如浓度为0.3%氧氟沙星滴耳液、利福平滴耳液、浓度为0.25%氯霉素滴耳液等，用于鼓室黏膜充血、水肿，分泌物较多时。酒精或甘油制剂，如浓度为3%—4%硼酸甘油滴耳液、浓度为3%—4%硼酸酒精滴耳液、浓度为2.5%—5%氯霉素甘油滴耳液等，适用于脓液少、鼓室潮湿时。

专家提醒

用药前用浓度为3%双氧水或生理盐水彻底清洗外耳道及鼓室的脓液，并用棉签拭干，或吸引器吸尽，然后方可滴药。忌用氨基糖苷类抗生素制剂，如新霉素、庆大霉素等。脓液多或穿孔小者，忌用粉剂，否则会影响引流，甚至导致并发症。

㉔ 如何预防牙周病

①养成良好的口腔卫生习惯，早晚刷牙、餐后漱口，使用牙线或牙间刷。

②刷牙是控制牙菌斑的主要方法，提倡用水平颤动拂刷法，重点刷牙龈边缘和牙缝处的牙面。刷牙要面面俱到，每次至少2分钟。

③洗牙是清除牙石最

PUSH 牙齿松动 牙根暴露 说明已发展为牙周炎

有效的方法。提倡到具备职业资质的医疗机构每年洗牙 1 次,以预防牙周病的发生。

④吸烟是牙周病的主要致病因素之一,吸烟者患牙周病的概率较不吸烟者高。戒烟对防治牙周病非常重要。

⑤补充含有维生素 C 的食品可调节牙周组织的营养,有利于牙周炎的康复。

专家提醒

牙周病是指发生在牙支持组织(牙周组织)的疾病,包括仅累及牙龈组织的牙龈病和波及深层组织(牙周膜、牙槽骨、牙骨质)的牙周炎两大类。牙周疾病是常见的口腔疾病,是导致成年人牙齿丧失的主要原因之一,也是危害人类牙齿和全身健康的主要口腔疾病。

25 如何预防龋病

①早晚刷牙,养成饭后漱口的好习惯。

②氟化物可有效预防龋病,可全身及局部用氟。局部用氟主要包括使用含氟牙膏、含氟漱口液以及口腔医生使用的含氟涂料和氟化泡沫等。

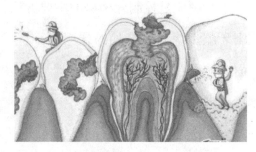

③窝沟封闭可有效预防窝沟龋,窝沟封闭的适宜年龄:乳磨牙在
3—4 岁,第一恒磨牙(六龄齿)在 6—7 岁,第二
恒磨牙在 11—13 岁。

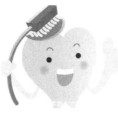

④减少吃糖的次数,少喝碳酸饮料。

⑤定期口腔检查,一般成人至少每年检查
一次。

专家提醒

龋病是指在以细菌为主的多因素作用下,牙无机物脱矿,有
机物分解,导致牙龈组织发生慢性进行性破坏的一种疾病,俗称
"虫牙""蛀牙",可以继发牙髓炎和根尖周炎,甚至能引起牙槽骨
和颌骨炎症,是口腔的主要常见病。世界卫生组织已将其与肿瘤
和心血管疾病并列为人类三大重点防治疾病。

26 如何选择牙膏

含氟牙膏是首选,因为适量的氟化物可以降低牙釉质(俗称珐琅
质)的溶解度,增强牙釉质晶体的结构强度,增大牙齿硬度,促进轻度
脱矿牙釉质的再矿化,起到预防龋齿的作用。

专家提醒

建议 3 岁以下儿童慎用含氟牙膏,4—6 岁儿童应在成人指

导下使用。含氟牙膏的用量不宜过多,每次用量约为黄豆大小即可。若人体摄入氟化物过多,会对健康产生不利影响。

㉗ 如何正确刷牙

目前提倡较多的是"水平短距离颤动刷牙法"(即巴氏刷牙法)。这种刷牙方法可以让刷毛伸入龈沟与牙邻面,对准牙菌斑最易附着的区域,而短距离水平颤动,可有效清除牙菌斑。用此方法刷牙的人群,应注意以下要领:将刷毛置于牙齿和牙龈交界处,与牙面呈45℃,水平轻轻颤动,然后顺牙缝上下刷,面面俱到不要遗漏,用刷毛的上端刷上下前牙内侧,牙齿的咬合面则要来回刷,最后别忘了刷舌头,使口气更清新。建议每天要刷牙两次,每次每个部位刷10次(来回5次),刷牙时间因人而异,但一般不应少于2分钟。

专家提醒

选择牙刷时,刷头不宜过大,刷毛最好是软而细的优质尼龙丝(回弹力好、吸水性差、易干燥、耐磨性强),刷毛的顶端应选择磨毛、呈椭圆形的,刷柄要便于把握,过细过短都不适宜。若是符合上述四个条件,就可称之为"保健牙刷"了。

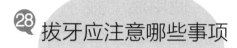28 拔牙应注意哪些事项

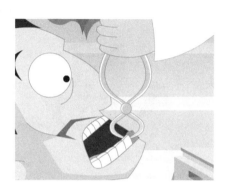

①拔牙后咬住压在伤口上的消毒棉球或纱布，稍用力咬住，即可止血。拔牙后不要触摸伤口，切忌用手指触摸伤口。

②拔牙后4小时内不能漱口，更不能刷牙。急于漱口刷牙，则有可能将血块洗漱掉、刷掉而造成再出血，或引起牙窝空虚而导致疼痛难忍的"干槽症"，延长痊愈时间。有些人出于好奇，常用舌头舔伤口或用力吸吮伤口，结果加重了伤口损伤引起感染。

③拔牙后2小时方可进食，而且只能吃流质类食物，不可喝热开水或进食过烫、过硬的食物。

专家提醒

在拔牙之后的2—4小时内，吐出的唾液中混有少量血液，这是正常现象，不必过于担忧。拔牙后数日不要吸烟、饮酒、进食辛辣食物，否则会对拔牙伤口产生刺激作用。

㉙ 使用活动假牙需要注意哪些事项

①因假牙可承受的压力较小，一般只有 2—3 千克左右，所以尽量不要吃带硬壳的东西，要吃的话，应先用榔头敲开。

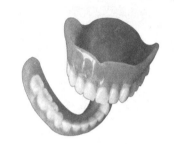

②少吃黏性食品，因为黏性食品会将假牙粘住，使假牙脱离牙床。如果要吃，最好量少一点，分多次咀嚼。

③冷油条或其他"发韧"的食品不要吃，因为"发韧"的食品不仅会嵌入假牙中，而且容易粘落假牙。

④不要用门牙部位的假牙啃吃苹果、梨等，因为门牙部位的假牙不是垂直的，在啃的时候容易造成假牙脱落。

⑤注意保持假牙的清洁卫生，晚上睡觉的时候应脱下放入清水中，早上放点牙膏用牙刷顺齿缝刷洗干净再置入口中。

专家提醒

假牙除了用来咀嚼食物还能使说话流利，并且能美容，所以假牙需要合理使用和保养。

第 10 章

妇科疾病健康知识

1 什么是药物流产

药物流产又称药流，是指用米非司酮片加米索前列醇片口服终止早期妊娠。使用药物后身体内的孕酮活力下降，引起流产，再通过药物使子宫蜕膜变性坏死、宫颈软化，同时子宫收缩，迫使胚胎排至体外。

专家提醒

药物流产适合停经在 50 日以内，B 超检查确定为宫内妊娠，年龄在 40 岁以下，身体状况良好，无慢性疾病或过敏性哮喘病史,近 3 个月内没有接受过糖皮质激素治疗的女性。

② 药物流产
服药后需要注意观察什么

所排出的大小便均应保留在干净的便盆内, 注意观察有无胎囊及确定其排出时间。胚囊排出,观察 1 小时可离院,给予缩宫素及抗生素服用,门诊随访。如胚囊排出后有活动性出血,需要及时刮宫处理。如胚囊未排出,观察 6 小时后若无多量出血可离院,一周后门诊随访。如胚囊仍未排出, 做 B 超检查及 HCG 测定, 确诊为继续妊娠者行清宫术。

专家提醒

药物流产后的卫生与避孕要更加注意。药物流产时,子宫有新的创伤及阴道流血易发生逆行感染,因此要注意局部卫生。洗澡应以淋浴为宜, 不要盆浴, 以免引起感染。1 个月内禁止性生活。药物流产后要休息 1—2 周,然后逐渐增加活动量。药物流产后 1 个月内不要从事重体力劳动。观察出血情况,若阴道流血超过一周以上,甚至伴有下腹痛、发热、白带混浊有臭味等异常情况,应及时到医院诊治。

❸ 无痛人流需要注意哪些事项

①无痛人流手术前，必须经过医生检查，以确定是宫内怀孕。

②完善各项检查，如心电图、B 超、白带常规检查。

③手术前 6 小时禁食、禁水，以防止药物麻醉后引起呕吐，呕吐物误入气管而导致窒息。

④手术结束清醒后的 0.5—1 小时左右，方可进食、进水。

⑤术后观察 4 个小时，待血压恢复正常后，尽量由亲属陪伴离开医院。

专家提醒

无痛人流后要更加保持外阴部清洁卫生，每天用温开水清洗 1—2 次，勤换卫生巾。2 周内或阴道流血未干净前不要坐浴，1 个月内禁止性生活。若出现发热、腹痛或阴道分泌物有异常气味，可能为感染所致，要及时就诊。流产后要采取避孕措施，避免再次怀孕。如准备采用节育环避孕者，可以在人工流产的同时放节育环，因为这时放环成功率高，脱落率低，副作用少。

❹ 什么是宫外孕

正常情况下，受精卵在母体的输卵管内完成受精，然后随着输卵管内纤毛的摆动,受精卵被传输到子宫腔内,在子宫内种植下来,继续发育下去。而这个过程一旦受到影响,或者受精卵无法被传输到子宫内,或者在输卵管以外的地方受孕,那么就有可能出现异常部位的怀孕,医学术语称之为"异位妊娠",俗称宫外孕。

专家提醒

最为常见的宫外孕部位是输卵管,占90%以上,其他比较少见的部位还有腹腔、卵巢、宫颈,宫角也是一个比较特殊的部位。

⑤ 什么情况下易发生宫外孕

相对而言,得过盆腔炎症的人,更容易发生宫外孕的情况,这是因为感染导致输卵管内负责受精卵传输的纤毛的功能受到了破坏,受精卵就无法被传输到子宫内,从而在其他地方种植下来形成宫外孕。

专家提醒

一般情况下,宫外孕没有生命危险,但个别的宫外孕非常危险,主要原因是不断膨胀的胚胎导致输卵管或者妊娠部位破裂引起大出血。因此,宫外孕也是妇科急症中有可能导致生命危险的一种疾病。

⑥ 宫外孕有何表现

宫外孕患者经常会有"停经史、腹痛、阴道出血",实际上很多患者误将异常的阴道出血当作月经。有些人对疼痛不敏感,甚至可能没有太明显的腹痛症状。不过对于宫外孕,医生需要综合多方面的信息来进行判断。通常情况下医生需要通过妇科检查、血 HCG、超声、穿刺检查等来进行综合判断。

专家提醒

通常情况下,输卵管是无法承受日渐长大的胚胎的,到了一定程度,胚胎就可能会导致输卵管增粗,如果胚胎继续生长,就会流产,再严重一点就会导致输卵管破裂,引起内出血。就医的时候一定不能向医生隐瞒病史,哪怕是对常人来说难以启齿的性生活情况。隐瞒会阻碍医生的快速诊断,有时会贻误治疗,危及生命。

⑦ 如何预防宫外孕

①**避免反复人流**。反复人流容易导致宫外孕,据相关数据显示,女性人流次数越多,患宫外孕的概率就越大。

②**注意个人卫生,减少盆腔炎的发生**。盆腔炎,尤其是输卵管炎,是导致女性宫外孕的常见重要因素。因为输卵管炎可使其管腔变得狭窄,受精卵很难由此进入宫腔,只好在输卵管或卵巢"安家落户"了。

③**避免长时间服用避孕药**。避孕药会影响雌、孕激素的水平,继而影响输卵管壁的蠕动、纤毛活动以及上皮细胞的分泌,如果激素失调,会影响受精卵的运送,从而导致输卵管妊娠。

④**有宫外孕史者要做好避孕工作**。有过宫外孕史的女性,再次宫外孕的概率特别大,尤其是在做完宫外孕手术的一年半载之内再度怀孕,宫外孕的可能性就更大。

专家提醒

健康女性需注意性生活的健康,降低外来感染的可能性,预防盆腔炎发生。对于已经发生过宫外孕的患者,只要有一侧输卵管在,以后还可以再次正常妊娠。根据以往的病例统计,虽然一次宫外孕以后,再次发生宫外孕的概率在 10% 左右,但是仍有 90% 的可能是正常的宫内怀孕。如果有多次宫外孕的情况,就要选择采取切除双侧输卵管,再考虑试管婴儿的方法。

8 哪些情况属于生理性盆腔积液

生理性盆腔积液多见于:①排卵期间,卵巢排卵破口的少量血液和卵泡液排出,并集聚于直肠子宫陷凹,从而形成少量盆腔积液;②月经刚刚结束时,女性的经血会出现"倒流"的现象,宫腔内的经血多时,会沿着输卵管"倒灌"进盆腔,据统计约 95% 的女性会发生这种情况。③腹腔漏出液:腹腔盆腔脏器表面腹膜漏出液,一般小于 200ml。

专家提醒

女性超声检查时,常常被报告中描述的"少量盆腔积液"所吓住。其实女性在月经周期的两个时间段,会出现生理性的少量盆腔积液,对此无须处理,但一旦确诊为病理性积液则要明确原因,进行积极治疗。

⑨ 哪些疾病会引起病理性盆腔积液

①急慢性盆腔炎症是引起病理性盆腔积液最常见的病因,多伴有双侧或单侧的下腹胀痛,腰骶部疼痛,腰酸下坠等症状,其主要诱因包括:妇科手术后感染,如人工流产手术、放置节育环、输卵管造影等;邻近器官炎症蔓延,如阑尾炎、宫颈炎、腹膜炎等;月经期不注意卫生,如月经期性生活等;产后、流产后身体的抵抗力及免疫能力低下,个人卫生情况差,较易造成盆腔感染。

②子宫内膜异位症是一种内膜异位导致的腹膜炎性反应,异位的病灶增生出血,刺激腹膜渗出炎性液体,常常表现为盆腔积液,并持续

存在。伴有痛经、性交痛、妇科检查时骶韧带触痛或结节等体征,50%患者伴有不孕。

③结核性腹膜炎其实也是一种盆腔炎症,结核菌感染的生殖器官出现渗出、纤维化、干酪样坏死等病理改变,有时积液量会很多。伴有全身乏力不适、低热、下腹胀痛、附件包块等表现。

④肝硬化腹水、宫外孕破裂、卵巢破裂。

专家提醒

不明原因的大量盆腔积液,常常没有明显症状,有时伴有乏力、消瘦、附件包块等情况,排除盆腔各种炎症和子宫内膜异位症等可能后,要警惕卵巢或输卵管恶性肿瘤的可能。

⑩ 什么是月经

月经(或经期)是指妇女身体因荷尔蒙分泌影响,子宫周期性出血,属于正常现象。

专家提醒

一般来说,女孩约于11—12岁时开始第一次月经。而妇女在45—55岁时自然会进入更年期,月经便会停止,这意味着妇女不能生育。

⑪ 怎么才是月经过多呢

①月经超过 7 天 (大多数妇女的经期为 2—7 天)。

②需要使用加长且吸收力特强的卫生巾, 而且每隔 1—2 小时就要更换。

③有大血块排出。

④有血崩情况出现, 如大量经血突然涌出, 染湿内裤和其他衣物。

⑤夜间需要频繁起床更换卫生巾。

专家提醒

月经过多会影响工作、家庭和社交生活。月经时或过后感到头晕、呼吸困难和疲倦, 应及时就诊。

⑫ 引起痛经的原因有哪些

①非疾病性痛经。

a. 常出现于初来月经的少女。

b. 妇女年纪渐长或生育后, 疼痛会减轻, 甚至消失。

c. 症状会持续 1—3 天。

d. 使用热敷或一般止痛药,可以缓解疼痛。

e. 经常运动的妇女较少出现痛经。

②**其他疾病或原因引起的痛经及腹痛。**

a. 因子宫内膜异位、盆腔受感染、使用节育环避孕等引起。

b. 疼痛不只是出现在月经前或月经期间。

c. 除痛经及腹痛外,性交时亦可能感到疼痛。

d. 一般止痛药不能缓解疼痛。

e. 适当治疗妇科疾病能缓解疼痛。

③**如有以下异常情况,应及时就医。**

a. 满 16 岁仍未有第一次月经。

b. 月经周期突然变得不规则。

c. 两次经期之间阴道出血。

d. 性交时阴道出血。

e. 停经一年后再出现阴道出血。

f. 两次经期相隔少于 21 天。

g. 月经量过多。

h. 严重痛经或腹痛。

i. 45 岁或以下停经。

专家提醒 ·

痛经是指月经前或月经期间,下腹出现轻微至严重疼痛。月经量多的时候,疼痛最为严重,伴有肠胃不适,如呕吐、腹泻等症状,须及时就医。

⑬ 什么叫不孕不育

不孕不育是指至少一年的不避孕正常性生活而未能怀孕的状况。

专家提醒

不孕不育夫妇双方需要检查。在医院进行不孕检查中发现仅有女方单独检查的居多,实际上,男性诸多因素也是造成女方未能怀上宝宝的原因,而且占相当大一部分比例,因此需要夫妇双方同时进行检查,而不是单纯女方进行相关检查。

⑭ 不孕不育女方要做什么检查

①**常规白带检查**：排除阴道畸形、阴道炎症及宫颈病变。

②**超声检查**：检查子宫、卵巢、输卵管是否有病变,排除子宫肌瘤、子宫畸形、卵巢囊肿或肿瘤、多囊卵巢或输卵管积水。

③**排卵检查**：在超声下监测卵泡发育情况,看排卵是否正常。

④**内分泌检查**：包括各种激素检查,了解卵巢储备能力（正常排卵

的功能如何),排除高泌乳素血症、高雄激素血症、甲状腺功能异常等。

⑤**输卵管通畅检查**:检测输卵管是否通畅,明确输卵管阻塞的部位,有无子宫畸形、黏膜下肌瘤以及输卵管结核等。

⑥**抗体或染色体检查**:检查是否存在染色体异常、抗子宫内膜抗体、抗精子抗体、抗透明带抗体。

⑦**腔镜手术检查**:如果以上检查找不出原因,可以考虑做宫腔镜或腹腔镜手术,直接观察盆腔、子宫、输卵管、卵巢有无病变或粘连。

专家提醒

女方不孕的原因主要有生殖道畸形、炎症、肿瘤、子宫内膜异位症和排卵障碍,若男性精液检测正常,女方应做检查。

⑮ 不孕不育,检查一切正常,怎么办

大约有 10%—20% 的人群,双方检查都正常,无法明确病因。一般建议先采取人工授精的方式辅助怀孕,若每月做一次,反复 3—6 次后仍无法怀孕,就可以选择试管婴儿。

专家提醒

治疗不孕不育方案因人而异,如果是 38 岁以上不明原因的不孕不育患者,一旦人工授精达到 3 次仍失败,就可直接转做试

管婴儿。若患者本身有疾病,如贫血、肝功能异常或急性传染性疾病等,身体条件不适合怀孕,建议还是暂缓不孕不育的治疗,待到身体康复后,再行不孕不育的治疗。

16 什么人群适合人工授精

宫腔内人工授精是目前治疗不孕症或者生育力低下夫妇最常用的治疗方法。人工授精的前提是女方输卵管通畅,因此人工授精并不适合所有女性,它有一定的适用对象。

专家提醒

许多女性把人工授精看得过于乐观,多数国际文献指出,单次人工授精的妊娠率大约为 9%。其成功率与许多因素有关,如女性年龄、不孕症的持续时间、不孕症的种类、卵泡数量、子宫内膜情况、男方精液情况等。

17 什么人群适合做试管婴儿

①输卵管因素导致精子、卵子不能结合形成受精卵,多见于输卵管严重炎症导致粘连或完全阻塞的人群。

②排卵障碍,卵子已成熟却未能排出。

③子宫内膜异位症的女性。

④男方有少、弱精子症,畸形精子症。

⑤免疫性不孕。

⑥不明原因不孕。

专家提醒

试管婴儿是人类辅助生殖技术的一种,具体过程为,从不孕女性体内取出卵子,卵子在体外与精子受精后培育成早期胚胎,然后将胚胎移植回女性子宫,使其继续生长发育成为胎儿。这项技术有严格的适用人群。

18 女性为什么会有更年期

更年期在医学上被称为围绝经期,是指妇女从有生殖能力到无生殖能力的过渡阶段,是女性卵巢功能衰退的标志。

专家提醒

卵巢像一个卵泡储存库,每个月那里都会有一批卵泡长大,其中一个成熟并排出,其余的退化。女性一生中可产生成熟的卵泡约 400 个,35 岁后逐渐"库存不足",到了 45 岁,生育能力会较 25

岁时下降 90%。卵泡数的减少与卵巢萎缩导致卵巢分泌的性激素也越来越少,尤其是雌激素,雌激素的减少是导致更年期症状的"元凶"。

⑲ 哪些情况下
更年期综合征需要激素治疗

①出现更年期症状,如潮热、盗汗、睡眠障碍、疲倦、情绪障碍(如激动、烦躁、焦虑、紧张或心境低落等),激素治疗为首选和最重要的治疗方法。

②出现泌尿生殖道萎缩,如阴道干涩、疼痛、排尿困难、阴道炎反复发作、泌尿系反复感染、夜尿、尿频、尿急等,给予雌激素局部或全身(口服 / 经皮)对症治疗,进一步预防复发性尿路感染。

③有骨质疏松症的危险因素(如低骨量)及绝经后骨质疏松症,激素治疗为有效方法之一。

专家提醒

更年期或绝经后女性,不需要等到症状"十分严重"或者许多症状同时出现才服用激素,而应在卵巢功能开始衰退并出现相关症状时就开始治疗,总之越早越好。

㉑ 激素治疗有哪些禁忌证

①已知或怀疑妊娠。

②原因不明的阴道出血。

③已知或怀疑患有乳腺癌。

④已知或怀疑患有性激素依赖性恶性肿瘤。

⑤患有活动性静脉或动脉血栓栓塞性疾病（最近 6 个月内）。

⑥严重肝肾功能障碍。

⑦血卟啉症、耳硬化症。

⑧脑膜瘤。

㉑ 激素治疗有哪些潜在风险

①**乳腺癌**：对于健康妇女而言，性激素对于乳腺癌的致病风险尚未确定，但长期激素治疗可使乳腺癌的患病概率增加，可能与某些种类的孕激素使用有关，孕激素的种类繁多，因此建议尽量采用天然或接近天然的孕激素。

②**子宫内膜癌**：单用雌激素会使子宫内膜癌的发病率提高，但加用孕激素可以抵消这部分负面作用。

③**心血管疾病**：口服激素可能会增加血栓栓塞的风险，但经皮给予低剂量激素会相对安全。

㉒ 雌激素服用多久可停

这是大多数开始服用激素的女性都关心的问题，目前的研究结论是没有必要限制激素治疗的期限。如果治疗目的是为缓解潮热等更年期症状，时间可相对较短，但具体因人而异，潮热会伴随大多数女性1 年左右，部分患者会持续 10 年之久，因此改善更年期症状，可能需要较长的用药时间。

专家提醒

对用药期限，不必进行强行限制，但必须在医生指导下进行用药。

㉓ 补充雌、孕激素会导致发胖吗

更年期治疗补充的是雌、孕激素，一般不会使人发胖。一提到使用激素，许多女性的第一反应便是"满月脸""水桶腰"。其实造成这种肥胖的，并非性激素，而是在治疗其他疾病中使用的糖皮质激素。由于糖皮质激素常被简称为"激素"，故使人们产生了"激素使人发胖"这一错误的观念。

专家提醒

更年期激素治疗可促进食欲、改善睡眠。食物摄入增多而运动缺乏是更年期激素治疗后体重增加的重要原因。

㉔ 乳腺增生可以服用激素吗

乳腺增生是女性最常见的良性乳腺疾病，乳腺癌与激素使用是否有关尚未明确，但有数据表示，接受激素治疗5年以上的女性，患上乳腺癌的风险会有所增加，可能与某些孕激素的添加有关。

专家提醒

乳腺增生属于激素使用的"慎用证"而非"禁忌证"，可在医生的指导下合理选择药物及用药方式，监测乳腺状况，谨慎使用激素。

25 绝经后阴道出血需要引起警惕

导致绝经后阴道出血的原因有很多,如生殖系统炎症、子宫疾病、服用激素类药物等,绝大多数的出血是由子宫内膜的良性病变引起的。

专家提醒

超过 90% 的子宫内膜癌患者都会出现围绝经期或绝经后子宫出血,它是恶性肿瘤的重要信号。因此出现绝经后阴道出血,要提高警惕,到医院检查,明确原因,排除恶性肿瘤的可能。

26 更年期饮食需要注意什么

①**主食搭配合理**。保证一日三餐均有主食,主食中要有一定量的粗粮、杂粮,尽量多种主食搭配,能量低且富含纤维的食物,如土豆、红薯等,适宜在晚餐时吃。

②**补充蛋白质**。以优质蛋白为主,如牛奶、酸奶、鱼肉、瘦肉、大豆等。

③**适量食用动物性食物**。动物性食物,如肉类、蛋类等,富含蛋白质、维生素和微量元素。鱼肉、鸡蛋等易消化吸收,烹饪方式多样,是

很好的营养选择。

④**多食用膳食纤维类食物。**蔬菜、水果中膳食纤维、维生素和微量元素十分丰富,且水分多、热量低、易消化。

㉗ 更年期保健除了服用激素外还有其他保健方法吗

①**全面检查与诊治妇科相关疾病。**更年期可谓是"多事之秋",许多疾病的发病风险都由此开始上升,所以定期做全面检查,既保证了激素使用的安全性,又可及时发现、诊治疾病。

②**安全有效地进行个体化使用激素。**

③**制订个体化营养补充方案。**营养状况会影响全身健康,通过个体化的营养分析,综合考虑更年期女性的身体状况、体内缺乏的营养成分以及最佳营养需要量,"私人定制"出适合自己的饮食方式、结构及摄入量,并养成健康的生活习惯。

④**有效的运动锻炼。**笼统的运动指导可能会产生顾此失彼的结果,如为了增强心肺功能而盲目跑步可能会进一步破坏膝关节的结构。所以,在运动前,应先评估自身的肌肉力量、下肢关节运动功能及骨骼强度等,在此基础上提出的运动方案才能使更年期女性在增强整体运动能力和身体功能的同时,不加重局部的损伤。此外,多种形式的结合锻炼比单项锻炼的效果更好。

⑤**个体化康复辅助治疗。**肌力减退、骨关节损伤、骨质疏松症等

疾病在绝经后女性中十分普遍,若程度严重,可进行物理康复治疗。

⑥**心理干预**。围绝经期女性的心理会出现诸多变化,烦躁、抑郁等精神心理状况严重影响健康,且会对家庭和工作产生不良影响。和普通的心理保健不同,了解绝经的相关知识、更年期症状产生的原因及缓解症状的方法,对症状进行干预,是改善更年期女性心理的最好方法。

专家提醒

激素使用只是更年期保健内容的一小部分,主要在于缓解更年期症状,而更年期女性真正需要的是从生理、心理以及近期、长远等多角度维护的健康。不仅仅是治疗疾病,还要防范亚健康状态。

第11章
儿科疾病健康知识

1 儿童哮喘是怎么一回事

儿童哮喘是儿童期最常见的慢性呼吸道疾病，是由多种细胞和细胞组分共同参与的气道慢性炎症性疾病。这种慢性炎症导致气道反应性增加，由此常出现广泛多变的可逆性气流受限，并引起反复发作性的喘息、气促、胸闷或咳嗽等症状。儿童哮喘常在夜间和清晨发作或加剧，多数患儿经过治疗可以缓解或自行缓解。

专家提醒

呼吸道感染是儿童哮喘最常见的诱发因素，其他还有运动、哭吵、花粉、灰尘；动物毛发、羽绒；精神压力、疲劳；烟雾或有害气体；温度、湿度变化；药物；化学物质,如油漆、香水等因素。

② 哮喘儿童能运动吗

由于 70% 的儿童哮喘能被运动诱发,所以在哮喘被控制前可以参与的项目很少,可以游泳或做呼吸操。在哮喘被控制后可以逐渐开展适当的运动项目。

专家提醒

对哮喘儿童及其家长的教育与管理很重要,这是提高哮喘疗效、减少哮喘复发、提高儿童生活质量,减少因病请假的重要措施。对患儿及家长进行哮喘基本知识的教育,调动其对哮喘防治的主观能动性,提高治疗的依从性,从而巩固治疗效果,提高生活质量。建议家长与专科医生建立一对一的关系。

③ 小儿正常体温是多少

正常体温可在一定的范围内波动,测定的部位不同,标准也不同。

正常范围为：

腋温 36.5℃—37.2℃（测量 5 分钟）

肛温 36.5℃—37.7℃（测量 2 分钟）

舌下温度 36.2℃—37.5℃（测量 3 分钟）

耳温 36.5℃—37.7℃（电子体温计）

专家提醒

下列因素会影响小儿的体温：季节与时间：夏季体温略高于春、秋、冬三季；每日上午与下午略有差异，傍晚略高于清晨。活动、哭闹、进食、衣被过度包裹、环境温度过高均可引起体温暂时性升高。运动少、睡眠、饥饿及体弱儿体温相对低些。测量体温的时间长短可影响测定结果。

4 为什么小儿容易发热

人体的大脑有专门负责调节体温的"管理机构"——下丘脑体温调节中枢，下丘脑体温调节中枢通过调节机体的产热与散热平衡，维持体温稳定。在小儿时期，体温调节中枢发育不完善，且体表面积相对大，皮肤汗腺发育不完全，容易出现产热增加和（或）散热减少，从而导致发热，而且年龄越小，调节能力越差。此外在儿童时期，尤其是小于三岁时，婴幼儿免疫功能尚未健全，抵抗力低下，容易受到病原微生物（最常见的是病毒、细菌）的侵害。其他危险因素，如头颅外伤、出血、惊厥等均易导致儿童发热。

专家提醒

发热是人体抵御"外敌"入侵的信号，一定限度内的发热是机体的一种保护性反应，是人体发动免疫系统抵抗疾病的一个过程。一些细菌、病毒及微生物在体温升高的情况下会受到抑制，部分会自行灭亡。与此同时，一定范围内的体温升高，参与保卫机体健康的"卫士"——免疫细胞战斗力得到增强，这些变化会使机体的免疫功能得到一次锻炼。体温的高低与疾病的严重程度不一定呈正比。例如：一个孩子，体温 40℃，仍然活泼，精神状态良好，吃饭、睡眠等不受影响，病情不一定很重。相反，如果一个孩子体温仅 38℃，但神情呆滞、嗜睡、频繁呕吐或者面色苍白，家长就要引起重视，病情可能会短时间内加重。尤其是一些新生儿，发生感染可能不发热，这预示着机体反应能力差，可能预后不良。

5 发热对小儿的不良影响是什么

体温过高或发热持续时间久，会对机体产生不良影响。

①高热时大脑皮层过度兴奋，会引起患儿烦躁不安，甚至抽搐、

惊厥。

②高热时心跳、呼吸均明显加快,会加重心脏的负担。

③高热时体内营养素分解,代谢增加,氧消耗量大大增加,水分消耗亦增加,容易导致水、电解质等代谢紊乱。

④高热易引起婴幼儿消化功能紊乱,进而出现食欲不振、腹胀、呕吐等不适。

⑤持续发热或长期发热,患儿摄入营养明显减少,特别容易出现消瘦、发育迟缓等营养不良的情况。

专家提醒 •

既然发热是机体的保护性机制之一,那么面对小儿发热家长不必惊慌失措。盲目的退热或过度退热可能导致孩子大量出汗甚至虚脱,也可能影响医生对热型、发热程度及疾病的判断。发热仅是一种症状,而不是疾病,医生需要根据发热的情况来判断是何种原因引起的发热,因此不恰当的退热处理会掩盖病情。某些疾病的早期,患儿除了发热没有其他表现,家长可以在家中进行简单的处理。最常用的方法就是物理降温,这种方法适用于那些高热且手脚温暖、循环良好的孩子,如减少衣被的包裹,使用34℃—37℃的温水进行擦浴,温湿敷,多饮温开水或液体食物,增加小便的排出。需要指出的是,由于儿童特别是婴儿皮肤薄,酒精易被吸收引起中毒,目前不主张采用酒精擦浴。对于那些有畏寒寒战、手足发凉、循环欠佳的孩子,需要适当的保暖,不采取擦浴,更不主张冰敷。经过物理降温仍高热不退且体温高于 38.5℃，可酌情使用退热药物。对于儿童，世界卫生组织推荐较为安全的药物有布洛芬和对乙酰氨基酚，可以单药使用，或两药交替使用，以减少每种药物在体内的蓄积。高热不退者，4—6 小时后可重复使用一次，建议 24 小时内使用次数不超过 4 次（无论是单药还是两药交替）。随着用药剂量的增加，不良反应的发生概率也相应增加。退热药物较常见的副反应是胃肠道反应，少数可出现肝功能损害、凝血功能异常、血小板白细胞数量减少、过敏反应等，因此需要在医生指导下谨慎合理使用。

❻ 什么是小儿热性惊厥

小儿热性惊厥是指小儿发热同时伴有抽搐的疾病，俗称"烧抽了"，医学上称之为"热性惊厥"，主要发生于 6 个月至 6 岁的儿童，1—3 岁为发病高峰年龄，是儿童发热常见的并发症。惊厥发作时孩子可能出现意识丧失、呼之不应、四肢抖动、强直、抽搐、翻白眼、凝视、牙关紧闭、面色发青等症状，持续数秒钟至数分钟，可自行停止。有的孩子抽搐停止后哭声响亮，意识转清，有的孩子抽搐停止后入睡，醒后恢复常态。

专家提醒

小儿免疫力低下，容易出现因感染导致的发热，发热时大脑兴奋性增强。高热易致抽搐，与体温上升的速度及体温的高度都相关。小儿脑发育不成熟，神经髓鞘结构尚未完全形成，发热时兴奋性递质和抑制性递质不平衡可造成惊厥阈值降低。一些有遗传因素的孩子，热性惊厥可反复发生，有时即使体温在38℃，也可出现抽搐，且在多次热性惊厥后，复发惊厥时的体温有逐渐下降的趋势。

⑦孩子发生热性惊厥该怎么办

①家长先保持冷静，平静下来观察孩子情况。

②把孩子放到平软的床上或地垫上。

③保持孩子呼吸通畅，松开较紧的衣领和衣服，身体侧躺，头偏向一边。

④如果孩子口腔残存食物或分泌物多，在牙齿咬合较松的情况下可用软布清理干净。

⑤测量体温，如高热可适当物理降温，患儿未清醒时不要口服退热药物。

⑥记录惊厥发生的时间、持续的时间以及孩子的状态，条件允许可用手机记录下来。

专家提醒

热性惊厥通常发生在体温急剧上升时，或是发热开始的24

小时内,所以作为家长首先要注意观察孩子的体温情况,及时做好降温措施;孩子出现热性惊厥时,家长千万要保持镇定,不要摇晃孩子,要保持环境的安静,同时把孩子的头侧向一边,以防误吸。

8 小儿发热什么情况下需要去医院就诊

①年龄不到 18 个月首次发作。

②惊厥持续超过 5 分钟。

③呼吸不正常。

④抽搐后意识恢复慢。

⑤高热不退或超高热。

⑥单日惊厥 2 次或 2 次以上。

⑦伴有嗜睡、呕吐、脖子发硬。

⑧一发热就抽搐,反复发作。

专家提醒

抽搐一般持续数秒钟到数分钟就会结束,如果持续时间超过 5 分钟不缓解,就要及时拨打 120 急救电话。如果孩子在发热过程中出现不止一次的抽搐,并且时间长,或者只是身体的局部抽搐,就该及时带孩子到医院就诊,做进一步检查(脑电图、脑 CT、脑脊液及血常规、电解质等检查)。

⑨ 哪些热性惊厥
会反复发作？需要预防治疗吗

复发性热性惊厥的高危因素有：

①起病年龄小 (不到 15 个月)。

②一级亲属有癫痫。

③一级亲属有热性惊厥史。

④经常患发热性疾病。

⑤起始发作时低热。

对于仅 1 次发作的热性惊厥和有小儿多次发作热性惊厥经验的父母，尽量避免对患儿使用抗惊厥药物；对于短时间频繁发作，或父母不能接受再次发作，或父母不能认知发热起始时间的热性惊厥，可考虑在医生的指导下应用抗惊厥药物。

专家提醒

一般来说，第一次热性惊厥后，约有 30% 的患儿在以后的发热性疾病过程中会再次出现热性惊厥，绝大多数 5 岁后不再发作。绝大多数热性惊厥的预后是良性的，所以大部分热性惊厥的患儿不主张预防性治疗。如一些孩子低热就出现惊厥或者每次发热就出现惊厥或者惊厥反复发作等情况，就可以考虑进行预防性治疗。对此,可以采用抗癫痫药进行长期预防或者发热时临时预防,这样可以减少热性惊厥的复发。

⑩ 小儿腹泻病是怎么一回事

小儿腹泻病是一组由多种病原体、各种因素引起的以大便次数增多和大便性状改变为特点的儿科常见病。好发于 6 个月至 2 岁婴幼儿,一年四季都可能发生,夏秋季最多。大便次数增多,可由数次到数十次,大便稀,或呈水样、蛋花汤样,可伴有呕吐、腹痛、发热、食欲减退症状,严重者可引起脱水、酸中毒、电解质紊乱。

专家提醒

小儿腹泻常见的致病因素有感染性因素,即消化道内感染和消化道外感染。消化道内感染,如细菌性、病毒性、真菌、寄生虫感染等。消化道外感染,消化道外的器官受到感染引起消化功能紊乱从而导致腹泻。非感染性因素,如长期滥用抗生素导致肠道菌群失调,饮食因素,生活规律的改变,外界天气的突变等。

⑪ 如何判断孩子脱水了？

当患儿出现精神稍差，略有烦躁不安；皮肤稍干燥，眼窝和前囟稍凹陷；哭时有泪，口唇略干，尿量稍减少，就说明存在轻度脱水了；当婴幼儿腹泻严重，伴有呕吐、发烧、口渴、口唇发干，尿少或无尿，眼窝下陷、前囟下陷，在短期内"消瘦"，皮肤很干燥，哭而无泪，这说明已经引起严重脱水了，应及时将患儿送到医院就诊。

专家提醒

如果能够正常饮食且能够正常饮水无呕吐，可口服 ORS 补液盐不断补充由腹泻和呕吐丢失的水分和盐分，轻微的脱水便不会发生。家里也可以自制米汤加盐或糖盐水，能喝多少给多少，主要保持尿量在正常范围内。喝牛奶的婴幼儿每次奶量可以减少 1／3 左右，奶中稍加些水。如果减量后婴幼儿不够喝，可以添加含盐分的米汤，或喂一些胡萝卜水、新鲜蔬菜水，以补充无机盐和维生素。

⑫ 日常生活中
如何预防及减少小儿腹泻的发生

①**提倡母乳喂养。**母乳具备强有力的抵御病原微生物侵入的能

力，能使孩子不易发生腹泻及消化功能紊乱。对于 4—6 个月的小儿及孩子的第一个夏天母乳尤其重要，并应注意避免在夏天给孩子断奶。

②**食品及食具的卫生相当重要。**保证食品制作过程的清洁卫生，所用的食具每天煮一次，每次喂食前用开水烫一下。清除食具上附着的病原微生物，孩子就会少得腹泻病了。

③**在添加辅食时应持慎重态度。**注意一要按时添加，二要做到添加食品时遵守"从少到多、从稀到稠、从细到粗"的原则，还要避免同时添加几种食品。患病期间暂停新辅食的添加。

专家提醒

患儿在喂食过程中，应减少奶或食物的量，稍大的孩子则应给予容易消化且营养丰富的食物，切忌生冷油腻。病情需要时可将口服补液盐配制成饮料，随时口服。感染性腹泻的患儿除给予必要的药物治疗外，还要特别注意家庭中的消毒、隔离。消毒时可采用含氯消毒剂（如漂白粉）擦拭桌面、地面及洗涤患儿接触的用具、玩具等。培养孩子的良好卫生习惯，饭前便后要洗手，生吃瓜果要洗烫，堵住"病从口入"这一致病环节。

⓭ 急性上呼吸道感染是怎么一回事

它是由各种病原体引起的上呼吸道急性感染,俗称"感冒",是小儿最常见的疾病之一。根据侵犯部位的不同分为急性鼻咽炎、急性咽炎、急性扁桃体炎。该病四季可发生,冬春季节较多见。

专家提醒

各种病毒和细菌均可引起上呼吸道感染,其中约 90% 由病毒感染所致,主要有鼻病毒、呼吸道合胞病毒、流感病毒、副流感病毒、腺病毒等。病毒感染后可继发细菌感染,最常见的为溶血性链球菌感染,其次为肺炎链球菌感染、流感嗜血杆菌感染等。肺炎支原体不仅可引起肺炎,还可引起上呼吸道感染。

⓮ 该如何预防感冒

①室内要注意清洁卫生,要经常开窗换气,保持室内空气新鲜。经常带小孩到空气新鲜的户外活动,避免进入空气污浊的公共场所,感冒流行季节避免带小孩到人多的场所。外出后注意给小儿清洗面部(口鼻处)和手,避免接触呼吸道感染患者。如家长呼吸道被感染

了要尽量避免与小儿接触,若必须接触,一定要戴上口罩,并注意对室内予以消毒,用醋熏蒸,减少病菌。

②平时注意体育锻炼,经常到户外活动,加强耐寒锻炼。如经常用凉水洗脸等,提高对外界环境变化的适应能力。小婴儿要及时合理添加辅食,以增强体质。

③平时不宜穿衣过多,随气温变化和幼儿活动情况及时穿脱衣服,出汗时及时擦干,防止过热或受凉诱发疾病,劳逸结合。

④饮食也需注意,如营养不良,身体抵抗力低下,就容易被病原体侵袭。食量要适当,食物搭配要合理,增加蔬菜、水果等富含维生素和纤维素食物的摄入。

专家提醒

孩子"感冒"了需要注意休息,保持良好的周围环境,多饮水和补充大量维生素 C 等,进食清淡、易消化饮食。高热者可口服对乙酰氨基酚或布洛芬,亦可以冷敷、温湿敷或温水擦浴降温。

⑮ 什么是尿路感染

尿路感染是指病原体直接侵入尿路,在尿液中生长繁殖,并侵犯尿路黏膜或组织而引起损伤。按病原体侵袭的部位不同,分为肾盂肾炎、膀胱炎、尿道炎。根据有无临床症状,分为症状性泌尿道感染和无症状性菌尿。其中新生儿临床症状极不典型,多以全身症状为主,如发热或体温不升、苍白、吃奶差、呕吐、腹泻等。婴幼儿临床症状也不典型,常以发热最突出,同时拒食、呕吐、腹泻等全身症状也较明显。局部排尿刺激症状可不明显,但细心观察可发现有排尿时哭闹不安。年长儿以发热、寒战、腹痛等全身症状突出,常伴有腰痛和肾区叩击痛,同时尿路刺激症状明显,可出现尿频、尿急、尿痛、尿液混浊,偶见肉眼血尿。

专家提醒

引起尿路感觉的细菌以大肠埃希菌最多见,其次为副大肠杆菌、变形杆菌、葡萄球菌等。上行感染是最常见的感染途径,其他还有血行感染、淋巴感染等。

16 如何预防尿路感染

①要有良好的卫生习惯,幼儿不穿开裆裤,尿布要勤换,女孩清洗外阴部时要从前往后擦洗,尿布要烫洗晒干。

②尽量多饮水,勤排尿,以减少细菌在膀胱内贮存。

③急性感染控制后和长期服药治疗的患儿应定期复查尿常规,进行尿培养。

④根治蛲虫,去除尿道异物,减少感染因素和局部刺激。

专家提醒

尿路感染的孩子急性期需卧床休息，鼓励多喝水以增加排尿量，女孩还应注意外阴部的清洁卫生。对高热、头疼、腰痛的患儿应给予解热镇痛剂以缓解症状。抗菌药物的应用一定要在医生的指导下。足量、足疗程的应用，一般使用 10—14 天。

第12章

家庭用药知识

1 处方药和非处方药有什么区别

①处方药是必须凭有处方权的执业医师或执业助理医师开具的处方才可调配、购买和使用的药品。这类药品通常都具有一定的毒性及其他潜在的影响,用药方法和时间都有特殊要求,必须在医师、药师或其他医疗专业人员监督或指导下才可使用。处方药大多包括以下几种:上市的新药,对其活性或副作用还要进一步观察;可产生依赖性的一些药品,如吗啡类镇痛药及一些催眠安定药品等;药品本身毒性较大,如抗癌药品等;用于治疗一些疾病所需的特殊药品,如心脑

血管疾病药。

②非处方药是指不需要凭医师处方即可自行判断、购买和使用的药品，又称为"可在柜台上买到的药品"。这类药用于多发病和常见病的自行诊治，如感冒、咳嗽、消化不良、头痛、发热等。非处方药毒副作用较少、较轻、容易察觉，不易引起耐药性、成瘾性，与其他药品相互作用小，在临床上使用多年，疗效肯定。非处方药专有标识图案为椭圆形背景下的"OTC"标识。我国的非处方药分为甲类和乙类，甲类非处方药标识为红底白字；乙类非处方药标识为绿底白字。非处方药专有标识作为药品标签、使用说明书和包装的专有标识，也可用作经营非处方药企业的标志。

2 家庭药品如何储存

①**先看说明书**。药品要按照说明书上的储存条件进行储藏，注意温度、防潮、防虫、避光。除有特殊要求外，大多数药品均应放在家中最阴凉干燥的地方。

②**注意储藏温度**。药品的储藏温度通常有以下几种：常温（0℃—30℃）、阴凉（不超过20℃）、冷处（2℃—10℃）、冷冻（0℃以下）。生物制品及部分化学药品的贮藏温度规定为2℃—8℃。一般家庭储存片剂、胶囊剂、颗粒剂等在室温下就可以了，但如果室温过高，为防止胶囊壳变形、糖衣片外层融化、颗粒剂中糖分变质等，需要放入冰箱冷

藏。栓剂遇热会软化甚至变形,在高温时也要冷藏。但不是所有的药品都适合冷藏,比如糖浆类药品在过低的温度下药物或糖分容易析出,导致浓度不准确,外用的乳膏剂在过低的温度下会导致油水分层,影响膏剂的均匀性和药效。需要始终冷藏的药品主要以生物制剂为主,如人血白蛋白、各类疫苗、胰岛素等,还有某些活菌制剂,如双歧杆菌三联活菌胶囊。冷藏这些药品时一定要注意冰箱温度,防止降至2℃以下,否则会导致药品失效。

③**保留原包装和说明书**。家中储藏的药品尽可能保留原包装和说明书,以便于识别和查询用法用量、注意事项、失效期等。作用不同、外包装易混淆的药品可在包装上加以标注,以免误用。

④**存放地点有讲究**。药品应放在相对固定且儿童不易拿到的地方,最好有专用的家庭药箱;有气味的药需单独存放,防止串味;口服药应与外用药分开存放;家庭用的消毒液、灭蚊、灭蟑类用品,一定要远离口服药品;放入冰箱储藏的药品要注意防潮和串味,最好将药品放入密封的盒子或塑料袋内,必要时封入防潮剂。

⑤**定期检查**。经常查看药品是否超过有效期或变质,及时清理过期和变质的药品;药品包装上标注的有效期是针对未打开包装的情况,对于已经拆封尤其是药品或药液直接与空气接触的品种,其有效期势必会缩短。判断药品是否失效,不可只参照包装上的有效期,而要仔细观察药品的外观和性状。眼药水对无菌要求较高,一旦开封使用,4周后无论是否用完均应丢弃。

③ 药品说明书上的 "慎用、忌用、禁用" 如何区别

①**"慎用"指的是用药时应小心谨慎,使用药品后需注意观察。**特别是小儿、老年人、孕妇及心、肝、肾功能低下者,尤应慎重。若出现不良反应,应立即停药。但慎用不等于不能用,一般来说,患者遇到必须使用慎用药品的情况,应权衡利弊,慎重考虑,在医生的指导下应用。

②**"忌用"是指避免使用或最好不用。**有些患者在服用某些药品后可能引起明显的不良反应,如磺胺类药品对肾脏有损害,肾功能不良者应忌用;抗结核药异烟肼对肝有损害,肝功能不良者应忌用。当病情需要使用某些忌用药品时,医师会用药理作用类似但不良反应较小的其他药品代替。若必须使用,医师会同时开具能对抗或减弱其不良反应的药品,将药品不安全因素减到最低限度。

③**"禁用"指绝对禁止使用,如果给患者使用,可能会发生严重的不良反应或中毒。**如心动过缓、心力衰竭的患者应禁用普萘洛尔;青光眼患者应禁用阿托品;对青霉素过敏的患者禁用青霉素类药品,否则将引起严重的过敏反应,甚至死亡。所以,凡属某类患者禁用的药品,患者绝不能抱侥幸心理自行使用。

4 "复方"与"复合"有什么区别

①**"复方"是指由两种或两种以上的药品混合而成的药品制剂，它后面的药名是指处方中的主要成分。**如复方甘草片是由甘草浸润膏粉、阿片粉、樟脑等几种不同药品组成的，但起主要治疗作用的是甘草流浸膏粉，所以用"甘草"命名为"复方甘草片"；复方草珊瑚含片由草珊瑚浸膏及薄荷脑、薄荷油等组成，其中草珊瑚浸膏起主要作用；复方碘溶液是由碘和碘化钾组成，起主要治疗作用的是碘。

②**"复合"是由两种或两种以上同类别的药品组合而成的制剂。**这些药品同属一类，可以看作一个整体，因此有"复合"之意，药品中也允许有其他类别的药品，但以同类别的药品为主。例如，我们常见的复合维生素 B 片，它是由维生素 B1、B2、B6 复合而成的，并以此为主，同时还含有烟酰胺、泛酸钙等，所以，命名为"复合维生素 B"。

5 药品说明书要看清哪些内容

①**看清药品的适应证和禁忌证。**适应证是指某一药品主要用以治疗哪些疾病，禁忌证则是指这一药品不适宜或者绝对不能应用于某些疾病、情况或特定的人群。

②**看清药品的不良反应**。一般说来,非处方药的不良反应发生率很低,有些虽有一定不良反应,也属正常情况。但用药前最好咨询医师,问清出现哪些不良反应须及时停药、什么情况下可以继续使用。

③**看清药品的用法及用量**。用法是指给药的次数、间隔时间以及给药途径等。用量通常是指成人的常用剂量。药品说明书上,一般都写有 1 日 1 次或几次服药,但这句话的意思并不是说一天之内只要吃够药量就可以了,同时还含有将服药时间均匀错开的意思。

④**看清药品的贮存方法**。药品贮存不当,不仅影响药效,还会引起不良反应。维生素、抗生素类药品,通常需要避光保存;氧气会使药品氧化变质,非单剂量独立包装的药品取用后要注意拧紧瓶盖;有些药品容易吸收水分而潮解变质,因此最好放在阴凉干燥处保存;有些药品需要冷藏,有些不能冷藏,一定要根据说明书的要求进行保存。

⑤**看清药品的生产日期和有效期**。不同的药品,有效期不同,长的有 5 年甚至更多,短的一年或更短。药品一旦超过有效期,就不可再继续服用。需要注意的是,药品的有效期是指在原包装未破坏的情况下可以安全使用的时间,拆封后,药品的有效期势必要缩短。

❻ 什么是药品的有效期、失效期及批号

①**有效期**。它是指可保证药品安全有效的期限,可使用到药品包装上所标示月份的最后一天。如:标示"有效期至 2016 年 10 月",可

使用到 2016 年 10 月 31 日。

②**失效期**。它是指药品从生产之日起，到规定的有效期的时间，可使用到药品包装上所标示月份的前 1 个月的最后 1 天。如：标示"失效期 2017 年 12 月"，则可用到 2017 年 11 月 30 日。

③**批号是药品生产时每批的批次代码或生产时间**。大多数厂家的药品批号均使用生产时间，一般采用 6 位数表示，如"160806"代表是 2016 年 8 月 6 日生产的。如果批号为"160806-2"，则表示是在 2016 年 8 月 6 日同一天生产的第二批药品。

7 如何辨别药品是否变质

①**片剂**：当药片颜色变深，表面出现花斑、裂纹、疏松、膨胀、受潮、粘连、发霉或结晶等现象时，说明该药品已经变质，应立即停用。

②**注射液**：绝大多数的注射液都是澄清透明的，如发现药液浑浊或内有沉淀物、絮状物、杂质等，均不能使用。另外，有些注射液在贮存时会因氧化、光照等原因而发生颜色改变，如维生素 C 注射液原为无色药液，若变为浅黄、棕色及其他颜色时，虽然药液澄清，但仍应视为变质，不可继续使用。

③**其他剂型**：眼药水，如有结晶析出，或有霉点、絮状物出现，或发生浑浊、变色均不可使用；粉针剂，当粉末结块或黏附在瓶壁时，不可再使用；丸剂，如出现发霉、松解或潮解等，均不能使用。

8 标注贮藏条件为"冷处""阴凉处""遮光"等的药品,如何保存

①**遮光**:用不透光的容器包装,如棕色容器或用黑色包装材料包裹无色透明、半透明容器。

②**密闭**:将容器密闭,防止尘土及异物进入。

③**密封**:将容器密封,防止风化、吸潮、挥发或异物进入。

④**熔封或严封**:将容器熔封或用适宜的材料严封,防止空气和水分进入并防止污染。

9 如何判断药品的不良反应

几乎所有的药品均有可能发生不同程度的不良反应,有的还比较严重,甚至危及生命。根据世界卫生组织(WHO)国际药品监测中心对药品不良反应程度的判断标准,一般可分为重度、中度和轻度不良反应。其中胃肠道反应较为常见,如恶心、呕吐、食欲不振、腹部不适、腹痛、腹胀等,都属于轻度不良反应;中枢神经系统反应可有头晕、头痛、嗜睡或失眠,也属于轻度不良反应,一般停药后可以恢复。中度不良反应如血象改变、肝肾功能障碍,表现为周围白细胞减低、血清转氨酶升高、血尿素氮升高等,也多为一过性的,停药治疗后即可恢复。比

较严重的不良反应当属过敏反应，又称变态反应，是指有特异体质的患者使用某种药品后产生的不良反应，常表现为皮肤潮红、瘙痒、心悸、皮疹、呼吸困难、血压下降，严重者可出现休克甚至死亡。

⑩ 家庭应常备哪些药品

①**根据家庭成员的健康状况和病情选择备药**。家中如有老人和孩子，要准备一些他们的常用药，如抗感冒、退热、止痛药等；家中如有患者，应根据患者的具体情况常备一些相关药品，如高血压患者、糖尿病患者、冠心病患者、哮喘患者等，治疗药品应常备不断。需要注意的是，家庭药箱严禁存放任何家庭成员会过敏的药品。

②**尽量选择不良反应小的药品**。药品的毒副作用与适应证，一般在说明书上都有明确说明，最好是咨询医师或药师后慎重选择。

③**选择疗效稳定、用法简单的药品**。尽量选择口服药、外用药，少选或不选注射药品。

④**以选择常见病、多发病、慢性病用药为主，品种要少而精。**

治疗感冒类药品：如新康泰克、感冒清、泰诺、白加黑感冒片等。适用于治疗普通感冒、流行性感冒引起的上呼吸道症状，特别适用于缓解感冒时打喷嚏、流鼻涕、鼻塞等症状。

止咳化痰类药品：如强力枇杷露、氢溴酸右美沙芬、复方鱼腥草合剂、复方甘草口服液等。

止痛类药品：如用于一般性头痛、牙痛的散利痛、布洛芬等；用于外伤活血止痛的红花油、麝香镇痛膏等。

止泻类药品：如蒙脱石散、藿香正气水、黄连素、克痢痧、双歧杆菌三联活菌制剂等，适用于治疗轻度腹泻。

助消化类药品：如多潘立酮（吗丁啉）、多酶片、胰酶片等，可用于消化不良或食欲减退等症状。

外用抗炎消毒类药品：如乙醇（酒精）、碘酒、紫药水、红药水、高锰酸钾、莫匹罗星软膏等。在应急处理伤口时，能够起到很好的消毒抗感染作用。

⑪ 家庭用药的常见误区有哪些

①**用药剂量过大**。药品都有一定的剂量标准，有的人为了尽快见效，随意加大剂量，这样做是很不安全的。不少药品并不是剂量越大效果越好，应该按照说明书中规定的剂量服用，超量使用容易导致中毒，尤其是孕妇、老人和儿童应更加注意。

②**不按时服药**。很多人服药都安排在白天而忽视夜间。有的药一日服 2 次，宜每 12 小时 1 次；有的药一日服 3 次，宜每 8 小时一次。可是不少人习惯在三餐时服药，造成白天血液中药品浓度过高，而夜间很低，不利于疾病的治疗。

③**用药疗程不足**。除了一些慢性病需要长期用药外，大多数疾病

都需要用药一定时间才可治愈。若用药后症状稍有缓解就停止用药，疾病容易反弹，还易引起耐药。

④**突然停药**。许多慢性病需要长期坚持用药以控制病情、巩固疗效，如高血压、冠心病、抑郁症等。如需停药应在医师指导下逐渐减量，不可擅自停药，否则会导致旧病复发、加重甚至危及生命。

⑫ 哪些药品服用时需要嚼碎

①**咀嚼片**：如西咪替丁咀嚼片、铝镁加咀嚼片、孟鲁司特钠咀嚼片等。

②**胃黏膜保护药**：如复方胃舒平、氢氧化铝片、枸橼酸铋钾片等，嚼碎后可快速在胃壁上形成保护膜，从而减轻胃内容物对胃壁溃疡的刺激。

③**某些急救药品**：如冠心病患者在心绞痛发作时，要将硝酸甘油片嚼碎含于舌下，这样利于迅速缓解心绞痛。又如高血压患者在血压突然升高时，应立即取一片硝苯地平片嚼碎在舌下含化，能够起到迅速降血压的作用，从而避免血压过高带来的危险。

④**钙剂**：钙片嚼碎服用可以增加吸收率。常见的钙剂有钙片、碳酸钙、葡萄糖酸钙、钙尔奇等。

⑬ 哪些药品不可掰开或研碎服用

①**缓控释制剂**。缓控释剂用特殊的药用材料做成包膜或骨架,药品包藏于其中,服用后药效按一定的速度缓慢释放,若掰开或研碎会破坏缓控释膜或骨架结构,无法达到药品缓慢释放,平稳控制疾病的效果,还会因体内血药浓度骤然上升,引起中毒。

②**双层糖衣片剂**。如多酶片是含 3 种消化酶的双层糖衣片,外层为一般包衣,淀粉酶和胃蛋白酶在药片的外层,可在胃内发挥助消化作用。而胰酶需在碱性环境的肠道中发挥作用,因而被包裹在药片内层的肠溶衣内。若药片研碎就会失去保护作用,尤其是胰酶粉剂残留在口腔内,会破坏口腔黏膜,引起严重的口腔溃疡。

③**肠溶剂**。是指在胃液中 2 小时不会发生崩解或溶解,而在肠液中能够快速崩解和吸收的一种剂型。制成肠溶剂的目的一种是为了避免药品被胃酸破坏,另一种是为了减少药品对胃的刺激。因此肠溶剂必须整粒吞服,若弄碎后服用,药品在胃内释放,会降低药疗或引起不良反应。

⑭ 如何正确服用泡腾片

①泡腾片一般宜用 100—150ml 凉开水或温水浸泡,可迅速崩解

和释放药品,待完全溶解或气泡消失后再饮用。温度过高会破坏有效成分,影响药效。

②不应让幼儿自行服用,严禁直接服用或口含。

③药液中如有不溶物、沉淀、絮状物时不宜饮用。

④泡腾片在储存时应密封,以避免受热、受潮。

⑮ 如何选择正确的服药时间

①**空腹服用的药品**。滋补类药,如人参、蜂乳等,早晨空腹服用有利于人体迅速吸收和充分利用。抗结核药,如异烟肼等,早晨 8 时左右服用,可提高疗效并降低不良反应。

②**饭前服用的药品**。胃黏膜保护剂、健胃药、收敛药、止泻药、肠道消炎药、利胆药、部分降糖药等,饭前半小时服用能达到最佳效果。饭前服用西咪替丁等抗胃溃疡药,可使药品更多地分布在胃黏膜表面,使药效提高。

③**饭时服用的药品**。助消化药,如稀盐酸、胃蛋白酶等;个别降糖药如阿卡波糖、伏格列波糖。饭时服用能及时发挥作用。

④**饭后服用的药品**。绝大多数药品都在饭后半小时服用,尤其是对消化道刺激性较强的药品,如阿司匹林、水杨酸钠、吲哚美辛、硫酸亚铁、黄连素等,以减少其对胃黏膜的刺激。饭后服用抗菌药物,也可减少药物对胃肠道的刺激。

⑤**睡前服用的药品**。镇静催眠药,如苯巴比妥、地西泮(安定)等,睡前 15—30 分钟服用,可加快入睡和保证睡眠。

⑥**顿服的药品**。顿服指一次性服药。某些病如肾病综合征、顽固的支气管哮喘,需长期服用糖皮质激素来控制病情时,采用顿服法。

⑯ 口服药饮水需注意哪些事项

①**口服药以温开水送服为宜**。含蛋白质或益生菌成分的药品,如胃蛋白酶合剂、胰蛋白酶合剂、淀粉酶、多酶片等,受热后易凝固变形,失去作用。维生素 C、维生素 B_2 等药品受热后易造成化学结构破坏。

②**口服药品用水送服,水量多以 100—200ml 为宜**。不同的药品需要的水量也不同,片剂一般 150ml 左右即可,胶囊剂、有刺激的药品则应适量多饮水。

③**需要多饮水的药品**。平喘药,如氨茶碱、二羟丙茶碱等;利胆药,如熊去氧胆酸等;双磷酸盐,如阿仑膦酸钠、帕米膦酸等;抗痛风药,如苯溴马隆、别嘌醇等;磺胺类药,如磺胺嘧啶等。

④**不宜多饮水的药品**

治疗胃溃疡药。此类药品多被制成混悬剂,进入胃内后变成无数不溶解的细小颗粒覆盖在受损的胃粘膜上,使胃黏膜免于胃酸侵蚀,慢慢长出新组织并恢复其原有功能。服用此类药品时,喝水过多会造成药品稀释,使覆盖在受损胃黏膜上的药品颗粒减少,保护膜变薄而失去治疗作用。

止咳糖浆。此类药液黏稠,服用后药液会黏附在咽部直接作用于病变部位,从而起到消炎止咳作用。若喝水过多,会把附着在咽部的药品有效成分冲掉,降低局部药品浓度,影响药效发挥。

舌下含服药品。某些治疗心血管疾病的药品,需通过舌下含服的方式,由舌下静脉直接吸收而迅速起效,如硝酸甘油、硝酸异山梨酯、复方丹参滴丸、速效救心丸等,用药时不宜多饮水。

⑰ 药品服用时应注意哪些事项

①**科学的服药姿势是站立**。站立时食道呈自然垂直状态,有利于药品下咽到胃内,便于尽快吸收。坐着或躺着服药,易使药品粘在食道壁上,不但不能将药品送服到最佳吸收部位,而且食道壁还会因黏附的药品而受到刺激、腐蚀等损害。

②**一日三次不等于一日三餐**。药品说明书中一日三次的服用方法,很多患者会理解与"一日三餐"等同,药品在三餐饭前或饭后服用,却不知药品的"一日三次"是指一天 24 小时而言的,也就是说应该每8 小时用药一次,切不可与三餐饭的时间概念混同。

③**服药期间不宜饮酒**。酒精会影响肝脏代谢酶的活性,进而影响药品在体内的代谢转化,同时药品也会影响酒精在肝脏的代谢,造成

酒精在体内蓄积。有的还会产生严重的后果,如在服用某些头孢类抗菌药时饮酒,会产生"双硫仑样反应",严重者可出现休克甚至死亡。

18 哪些药品用药期间不能饮酒

①**部分抗菌药品**。如头孢哌酮、头孢美唑、头孢孟多、头孢甲肟、头孢替安以及甲硝唑、替硝唑、呋喃唑酮等,与酒精同服可引起双硫仑样反应或称戒酒硫样反应。表现为四肢无力、软弱、嗜睡、眩晕、幻觉、头痛、恶心、呕吐、胸闷、全身潮红、虚脱、惊厥,甚至血压下降、呼吸抑制、休克等反应。轻者可自行缓解,重者须采取必要的措施进行救治。使用以上药品前 2 日应禁酒,用药后 1 周内也要避免饮酒及含有乙醇的饮料和药品。

②**镇静催眠药**。苯二氮卓类(如地西泮、劳拉西泮、氯硝西泮、三唑仑等)、巴比妥类及水合氯醛等镇静催眠药,通过中枢抑制作用发挥疗效,与乙醇合用时有协同作用,使中枢神经系统抑制作用增强,引起嗜睡、精神恍惚、昏迷、呼吸衰竭,甚至死亡。

③**解热镇痛药**。如阿司匹林、布洛芬、双氯芬酸等,服用此类药品时大量饮酒,可使胃肠道黏膜受到药品和酒精的双重刺激,引起消化道溃疡或出血。

④**降糖药**。如格列本脲、二甲双胍、胰岛素注射剂等,用药期间大量饮酒可引起头晕、心慌、出冷汗、手发抖等低血糖反应,严重者可发

生低血糖昏迷。

⑤**抗心绞痛药**。如硝酸异山梨酯、硝酸甘油及硝苯地平等有扩张血管作用,服药时饮酒可引起血管过度扩张,导致剧烈头痛、血压骤降甚至休克。

⑥**降血压药**。如硝苯地平、肼苯哒嗪、地巴唑等有血管扩张作用,与酒同服,很容易出现低血压。

⑦**抗过敏药**。如苯海拉明、氯苯那敏、赛庚啶等与酒同服,可使中枢神经系统抑制作用增强,引起嗜睡、精神恍惚、昏迷。

⑧**抗抑郁药品**。服用抗抑郁药期间饮酒,可产生中枢镇定作用。

⑲ 哺乳期用药应注意哪些事项

①**不可自己随意乱服药**。哺乳期妈妈服药后,药品会通过乳汁进入宝宝体内,对宝宝产生不良影响,甚至严重危害宝宝的生长发育。如引起病理性黄疸、耳聋、肝肾功能损害等。因此,哺乳期一定要慎重用药,如果必须用药,一定要向医生说明自己正在哺乳,医生会根据具体情况选择合理安全的药品。

②**服药时注意调整哺乳时间**。最好在哺乳后马上服药,并尽可能推迟下次哺乳时间,至少应间隔 4 小时,这样会使更多的药品排出体外,降低乳汁中的药品浓度。

③**必要时暂停哺乳**。有些药品对新生儿或婴儿影响较大,哺乳期

时不宜使用。如果因疾病需要必须用药,一定要在医生指导下使用,用药期间停止哺乳,停药后数天才可以恢复哺乳。

④**中药也不可随意使用**。有些中药有回奶作用,如大黄、炒麦芽、逍遥丸、薄荷等,在哺乳期间要慎重使用。

⑳ 服药时不宜选择什么溶液送服

服药时,最好用水温适宜的白开水送服。这样能够增加胃的排空速度,使药品更快到达小肠,有利于药品的吸收。而有人喜欢用牛奶、茶水、饮料送服,这是不科学的。

①**茶水**。茶水中含有鞣酸、咖啡因、茶碱等多种化学成分,有些成分可与药品发生相互作用,影响药效,甚至产生不良反应。

②**牛奶**。牛奶中含有的蛋白质和脂肪,容易包裹药品,使药品不容易被人体吸收。牛奶中还含有较多的钙、铁、磷等无机盐类物质,可与某些中药中的黄酮、有机酸等化学成分发生作用,从而影响药品的吸收,降低药效。西药中也存在类似的情况,如四环素、利福平可与钙、铁结合,可形成稳定的络合物或难溶解的盐,使药品的吸收受到影响。

③**饮料**。饮料(包括汽水、果汁、果茶等)的主要成分是糖、有机酸(如枸橼酸、维生素 C、苯甲酸、鞣质)等。这些成分与药品混合,不仅会影响药品的吸收和疗效,而且可能导致一些药品提前分解和溶化,容易对胃黏膜产生刺激作用,引起胃部不适等症状,严重的还会出

现胃黏膜出血。若饮用酸性饮料还会改变某些药品分解与代谢过程，例如用酸性饮料送服磺胺类药品时，因尿液酸化，可使磺胺类药品的溶解度降低，在尿液中析出结晶，引起血尿、尿闭等不良反应。饮料与氨茶碱、小苏打、氢氧化铝等碱性药品同服，可发生酸碱中和反应，影响疗效，增加不良反应的发生率。

④**糖水**。用糖水送服或在药液中加糖能够降低药品的苦味，但同时也会影响某些药品的药效。如糖可以抑制某些退热药的效果，干扰维生素、矿物质类药品在人体内的吸收。在服用大黄酊、姜酊、碳酸氢钠碳酸钙片、碳酸氢钠氧化镁片等药品时，糖可以让这些药品减低疗效。所以服药时加糖不可许，尤其在服用一些中草药的时候，切忌随便加糖服用。

㉑ 哪些药品不能用热水送服

服药时宜用温度与体温接近的白开水送服，无胃肠道疾病者也可用凉开水送服，但水温不宜过高，尤其是一些遇热后会影响疗效的药品。

①**酶类制剂**。酶类制剂属于蛋白质，遇热水后即凝固变性而失去活性，达不到治疗效果。常见的酶类制剂有复方消化酶、胃蛋白酶合剂、乳酶生、多酶片等。

②**遇热不稳定的药品**。服用阿莫西林颗粒剂尤其要注意水温，由于阿莫西林分子中 β–内酰胺结构的不稳定性，使其在生产、贮藏和

使用时都可能发生分子间的聚合反应,形成具有致敏性的高分子聚合物。该聚合物可引起速发型过敏反应,且聚合度越大,引起过敏反应的能力越强。阿莫西林高聚物的形成与温度有关,温度越高形成的高聚物越多,60℃可作为一个临界值。因此,冲服阿莫西林颗粒时,水温不宜超过 60℃,40℃左右即可。还有一些药品遇热不稳定,易变色失效,如维生素 C。

③**止咳糖浆类**。其多为复方制剂,若用热开水冲服,会将糖浆稀释,降低其黏稠度,不能在咽喉部形成保护膜,影响止咳效果。

④**活菌制剂**。常见的有双歧杆菌、嗜酸乳杆菌、肠球菌等活菌制剂,在服用时,宜用温开水送服,以免遇高温而失效。

⑤**疫苗制剂**。如脊髓灰质炎活疫苗(小儿麻痹丸)是用人工方法将病毒毒力减低后,经细胞组织培养大量繁殖,收取培养液制成的活疫苗,遇到高温极易被破坏。此类药品宜用温开水或凉开水送服,水温不可过高。

22 胶囊内的药粒能倒出来服用吗

胶囊剂的种类很多,主要供口服。有些患者尤其是孩子嫌胶囊不易吞服,就干脆把胶囊打开,将其中的药粉倒出来服用。这种服药方法是不正确的。

将药品制成胶囊剂的目的有以下几种:①掩盖某些药品的苦味

和臭味，增加患者服药舒适度；②有些对胃刺激较大或易被胃酸破坏的药品，常制成肠溶胶囊。具有肠溶性质的胶囊壳在胃内不溶解，到肠道以后才溶解破裂释放出药品。③药品装入胶囊中，可保护药品免受光、热、湿气和空气中氧的影响，增加了药品的稳定性。因此，把胶囊中的药粉倒出来，不但影响药品的疗效，而且还容易产生不良反应。因此，如果没有特殊说明和原因，尽可能不要把胶囊剂中的药粉倒出来服用。

㉓ 缓释制剂和控释制剂有何区别

①缓释制剂是指用药后能在较长时间内持续释放药品以期达到延长药效目的的制剂；控释剂是指药品能在设定的时间内按照固定的速度释放，使血药浓度长时间恒定地维持在有效浓度范围内的制剂。

②缓释制剂、控释制剂与其相对应的普通制剂比较，每天用药次数可从 3—4 次减少至 1—2 次。如普通硝苯地平片剂或胶囊剂，一般一次 10mg，每日 3 次，硝苯地平缓释制剂或控释制剂则一次 30mg，每日服用 1 次即可。

③缓释制剂、控释制剂与普通制剂的作用也不同。普通硝酸甘油舌下含化 1 片，仅能维持疗效 30 分钟左右，适合心绞痛急性发作时使用；其控释贴剂经皮肤吸收进入血液，可保持平稳的药品治疗浓度，

因此每天只需给药 1 次,就能维持疗效 24 小时左右。

㉔ 常用的皮肤科外用制剂有哪几种

①**乳膏**。常用的乳膏有防止皮肤水分蒸发的尿素乳膏、各种激素类乳膏如复方地塞米松乳膏、抗真菌的咪康唑乳膏、抗病毒感染的阿昔洛韦乳膏、抗细菌感染的夫西地酸乳膏等。需要注意的是,过度使用激素类乳膏会造成局部皮肤萎缩、多毛、毛细血管扩张及色素沉着,长期、大面积使用可造成激素全身吸收而引起库欣综合征(如肥胖、满月脸、血压增高、糖尿病等)。因此,应严格掌握适应证,不可滥用。

②**软膏**。常用的软膏有莫匹罗星软膏、红霉素软膏、硫软膏、复方酮康唑软膏、卤米松软膏、治伤软膏等。由于软膏中含有凡士林,比较油腻,涂用后药品在用药部位停留时间长,能使皮肤软化,药品易于深入吸收,对某些角化、慢性皮肤病效果好。

③**凝胶剂**。指药品与适宜的辅料制成均匀或混悬的透明或半透明的半固体制剂,局部用凝胶剂分为水性凝胶和油性凝胶。应用较多的是水性凝胶剂,外用后可形成一薄层,凉爽润滑,无刺激性,适用于急慢性皮炎,如阿达帕林凝胶。

④**洗剂**。常用的洗剂有炉甘石洗剂、硫磺洗剂等,具有消炎、杀菌、止痒作用。使用时应注意先摇匀,然后用毛笔或棉签涂抹在患处。

⑤**溶液剂**。常用的溶液剂有硼酸溶液、高锰酸钾溶液、依沙吖啶

溶液（利凡诺）等，使用方法大多为湿敷，可使有渗出液的创面渗液减少，保持创面清洁。

㉕ 如何正确使用贴膜剂

贴膜剂是指贴敷于皮肤，使药品经皮肤吸收进入血液循环，以达到治疗和预防疾病目的的一类制剂，也称为经皮吸收制剂，如硝酸甘油贴片、东莨菪碱贴片、芬太尼透皮贴（多瑞吉）等。一般选择在躯干或上臂等处平整皮肤表面，最好选择无毛发部位。贴之前，要先用清水清洗贴用部位，不能使用肥皂、油剂、洗剂或有机溶剂。待皮肤完全干燥后，取出贴膜剂，将贴膜剂背面的保护层揭掉，把药膜贴在适当部位，用手轻轻按压，使贴剂与皮肤平整、紧密贴合，注意防治皱褶。

㉖ 如何正确使用栓剂

常见的栓剂为肛门栓、阴道栓。阴道栓主要起到局部止痒、抗菌、杀虫等作用。阴道栓的正确使用方法是洗净外阴和手指，平躺或采取适当体位，弯曲双膝，分开双腿，用拇指和食指取出一枚栓剂，将栓剂尖端向内用中指将栓剂缓慢推入阴道后穹隆处，合适的深度为站立时腹部无异物感。肛门栓多用于局部止痛、消炎、通便,用于痔疮时,起到镇痛消炎作用,甘油栓可用来通便。肛门栓的使用方法是洗净肛门和手指,侧躺或采取适当体位,弯曲双膝,用拇指和食指取出一枚栓剂,将栓剂尖端向内用中指将栓剂缓慢推入直肠深处,合适的深度为站立时直肠内无异物感。

㉗ 幼儿喂药可以捏着鼻子灌吗

给婴幼儿喂药,不可以捏着鼻子硬灌,这样很容易发生危险,甚至导致孩子窒息死亡。在我们的咽部下端有两条通道,一条是通往胃肠道的食管,另一条是通往肺部的气管。采用捏着鼻子给孩子强制灌药的方法,容易使药品进入气管,轻者导致呛咳或引起气管、肺部的炎症,严重者会堵塞呼吸道造成窒息,如抢救不及时会危及生命。

㉘ 小儿如何补锌

①缺锌会影响人体的正常运转,但是锌不能滥补,因为人体内的微量元素都有一定的含量和比例,处于一种平衡状态,多或是少都会导致失衡。因此,平时不宜经常补锌,只有在身体缺锌的情况下才需

要补充,否则对健康有害而无益。

②补锌过多,会造成体内维生素 C 含量减少,同时锌能抑制人体对铁的吸收和利用,从而引起缺铁性贫血。如果儿童过量补锌,造成体内锌元素超标,钙元素减少时,在镁离子的作用下,可抑制吞噬细胞的活性,使免疫力下降,降低抗病能力。另外,长期大量地给孩子服用补锌的药品,还会使体内锌、铜元素的比值增大,影响胆固醇的代谢,使血脂升高。

㉙ 哪些人不宜服用避孕药

①**月经较少者**。经常使用避孕药可致使子宫内膜呈萎缩状态,从而使月经量愈发减少。

②**哺乳期妇女**。避孕药不仅会减少乳汁的分泌,同时还会导致乳汁的质量降低。同时,避孕药能够通过乳汁进入婴幼儿体内,影响孩子的正常发育。

③**患有高血压的女性**。部分患有高血压的女性服用避孕药后,会发生血压升高的现象。

④**患有急慢性肝炎、肾炎的女性**。药品进入体内后,必须经过肝脏进行代谢,再通过肾脏排出体外,患有急慢性肝炎、肾炎的妇女,服用避孕药后会增加肝、肾负担,导致病情加重。

⑤**患有心脏病或心功能不全的女性**。避孕药中所含的雌激素能

使体内水、钠等物质滞留,从而加重心脏负担。

⑥**患有糖尿病及糖尿病家族史者。**这类人在服用避孕药后,可能导致血糖轻度升高,使隐性糖尿病变为显性。

⑦**过去或现在患有血管栓塞性疾病(如脑血栓、心肌梗死、脉管炎)者。**避孕药中的雌激素会增加血液的凝固性,使心血管疾病的病情更加严重。

⑧**其他注意人群。**甲状腺功能亢进、癌症患者也都不宜使用避孕药。

30 紧急避孕药能经常服用吗

服用紧急避孕药的副作用很多,如容易出现恶心、肠胃不适、头痛、乳房压痛、体重微增、精神紧张、情绪低潮、停经、皮肤黄褐斑和粉刺等现象。采用大剂量的避孕药来干扰卵巢的功能、抑制排卵,会对女性的卵巢功能、肝肾代谢功能等产生危害,这种危害有时甚至很难估量。另外,长期服用紧急避孕药会增加癌症的发生率,如乳腺癌、子宫颈癌。因此紧急避孕药不宜常用。

第13章

家庭护理知识

1 怎样的运动才是合适的

①**运动时间从饭后 30—60 分钟开始为宜**。如果运动属于高强度的,那么每天 30 分钟就足够了。如果运动属于低强度的,那么每天 40—60 分钟就可以了。

②**运动需注意强度**。锻炼应循序渐进,强度从低到高,时间逐渐加长,一般以出汗和呼吸加深但无气喘为宜。

★ 轻度活动

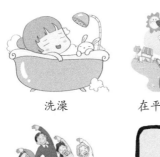

洗澡

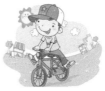

在平地骑自行车

步行

做操

下楼

高尔夫球

★ 中度活动

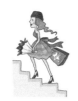

上楼梯

滑雪

骑车上坡

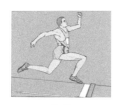

跑步

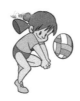

排球

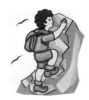

登山

★ 重度活动

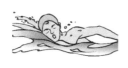

游泳

篮球

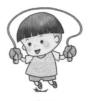

跳绳

剑道

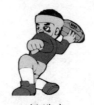

橄榄球

长跑

专家提醒

运动可降低心脏病致死的概率，减少糖尿病、脑中风等慢性病的患病概率，协助控制体重，维持健康的骨骼、肌肉与关节，减少焦虑情绪，保持精神愉快，有益身心健康。

❷ 如何预防老年人跌倒

①注意家居环境保持整洁及通畅，发现地面潮湿或有积水时，要立即拖干。

②让老人穿防滑的拖鞋或鞋子，裤子不要过长。家里的床要低，最好低于小腿高度，床的一边靠墙面摆放为好。不要让老人单独活动或离开家人的视线，如果家人有事要短暂外出，把生活必需品放在老人伸手可拿到之处。

③注意夜间照明，晚上睡觉时房间要开小夜灯，入睡前家人协助其上厕所，卧床患者使用尿壶、便盆。

④沐浴时最好使用专用沐浴椅或凳，同时家人给予必要的协助，

防止跌倒。

专家提醒

老年人跌倒是最常发生的意外事件之一，主要原因是老年人的肢体协调性和稳定性降低，或因疾病和药物的使用，方向感减弱，稳定性降低。特别是在夜间上厕所时、上下楼梯时、起床下地时、病情突然变化时最容易发生跌倒。

❸ 什么是压疮

2007 年美国国家压疮专家组（NPUAP）将压疮的定义更新为皮肤或皮下组织由于压力、剪切力或摩擦力而导致的皮肤、肌肉和皮下组织的局限性损伤，常发生在骨隆突处。

专家提醒

有很多相关因素或影响因素与压疮有关，压力、剪切力或摩擦力的联合作用是形成压疮的主要原因，即所谓的"三力合说"。评估患者发生压疮的所有危险因素（内源性因素和外源性因素），并判断其发生危险的程度，采取相应的预防措施，可提高压疮预防的有效性。

❹ 不同姿势的压疮好发部位有哪些

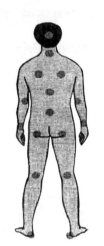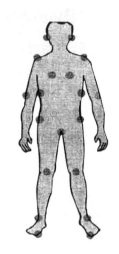

平躺： 枕骨隆突、肩胛骨、肘部、脊椎体隆突处、骶尾部、足跟

侧卧： 耳部、肩胛骨、肘部、髋部、股骨粗隆、内外踝

俯卧： 耳、颊部、肩部、乳房、男性生殖器、髂嵴、膝部、脚趾

半坐位： 枕骨隆突、肩胛骨、肘部、骶骨、坐骨结节、足跟

坐位： 坐骨结节

❺ 压疮如何分期及临床表现

① Ⅰ期：皮肤完整但出现发红区，发红区域用手指压不褪色。

② Ⅱ期：皮肤损伤在表皮或真皮，溃疡呈浅表性，可见表皮擦伤、水泡，浅的伤口呈火山口状。

③ Ⅲ期：伤口深及皮下组织（如脂肪层），但尚未侵犯筋膜。

④ Ⅳ期：组织完全被破坏或坏死至肌肉层、骨骼及支持性结构，

如肌腱、关节囊等。

⑤**可疑深部组织损伤**：局部皮肤完整但可出现充血的水疱或颜色改变，如紫色或褐红色，可能有疼痛、硬块、黏糊状渗出物、潮湿、发热或冰冷。

⑥**不可分期**：溃疡底部有腐肉覆盖，呈黄色、黄褐色、灰色、绿色或褐色，或伤口有焦痂附着，呈炭色、褐色或黑色。

专家提醒 •

浅肤色压疮患者的大多数表现为局部皮肤呈粉色、红色，压之不褪色，深肤色的人大多数表现为局部呈蓝色或紫色。局部感觉发硬或温热，伴有水泡、擦伤或皮肤破损，局部肿胀，骨突出处疼痛。

6 压疮危险因素评估量表

Braden scale 评分：请在适当分值上打钩	感觉	1.完全受限；2.极度受限；3.轻度受限；4.没有改变
	潮湿	1.一直浸润；2.潮湿；3.偶尔浸湿；4.很少浸湿
	活动方式（身体活动程度）	1.卧床；2.轮椅；3.偶尔行走；4.经常行走
	营养	1.非常差；2.可能不足；3.充足；4.营养摄入极佳
	摩擦/剪切力	1.已存在问题；2.潜在问题；3.没有明显问题
	活动能力	1.完全不能移动；2.重度受限 3.轻度受限；4.没有改变
评分标准：最高：23分；15—18分低危；13—14分中危；10—12分高危；小于9分非常危险		

专家提醒

Braden 量表是较理想的评估工具，应用压疮危险因素评估量表是预防压疮关键性的一步，是有效压疮干预的一部分。评分 ≤ 12 分每天评估，13—18 分每周评估，当病人病情变化时及时评估。

7 长期卧床病人如何预防压疮的发生

①缓解或移除压力源

a. 适时改变体位

日间 2 小时一次、夜间 4 小时一次翻身；正确翻身，避免拖、拉动作。

30° 侧卧：避免直接压迫股骨粗隆，髋部垫软枕。

平卧时背部、膝部垫软枕、踝部和足跟部垫特殊保护圈。

病人坐在椅子上或轮椅上时让其每隔 15 分钟抬高身体，或由照顾者帮助。

病情危重不易翻身的，应每 2 小时用约 10 厘米厚的软枕垫于肩胛、腰骶、足跟处。

建立翻身记录卡，以提醒翻身，观察皮肤情况。

b. 保护骨隆突及体表支持物的使用

体表支持物，如各种特殊的床垫。

保护骨隆突,使用保护性敷料等,如各种有减压作用的泡沫敷料。

各种坐垫:坐轮椅的患者需要使用减压垫,每15分钟抬空一次身体。

②免除摩擦力、剪切力

a. 减轻皮肤摩擦

正确翻身和移动病人:抬高病人再移动,不要将病人在床单上拖拉。

保持床单清洁。

皮肤干燥可使用润肤乳。

抬空足跟,使用踝和足跟保护垫。

保护性敷贴的使用:3M透明敷贴、水胶体敷料。

b. 避免出现剪切力

保持尽可能低的床头抬高角度。

除非治疗需要,床头抬高角度小于30°。

半卧位或坐位时间每次在30分钟内。

③改善营养状况

基本的营养对组织健康、痊愈能力和感染的免疫力是不可少的。营养状况受到破坏,容易使住院患者发生压疮。因此,改善营养状况是压疮预防和治疗十分重要的。AHCPR指南指出:白蛋白值小于35g/L或体重减少超过15%即可认为存在明显的营养不良。当白蛋白值小于35g/L,发生压疮概率增加5倍,当白蛋白值小于25g/L,压疮的死亡率增加6倍。改善营养不良的措施:

请专业人员会诊。

摄入足够的蛋白、碳水化合物和水分,尽可能通过消化道提供足够的营养,进食困难者可鼻饲要素饮食或静脉营养。

维生素 A 和维生素 C 在构建新组织和损伤组织愈合中起到很重要的作用。

少食多餐。

④潮湿、失禁的管理:潮湿较干燥的皮肤发生压疮的概率高出 5 倍。

a. 潮湿、失禁的管理

防止大小便浸渍局部皮肤,可使用皮肤保护膜。

尿疹和红臀的治疗:温水清洗会阴部或肛周皮肤,并擦干,喷洒溃疡粉于尿疹或红臀破溃处,粉剂与破溃面结合形成凝胶,将浮粉用棉签除去,涂抹皮肤保护膜。

失禁的处理:必要时留置导尿,观察有无尿路感染;使用大小便收集袋;使用吸水性尿布、尿垫,尽量避免使用"尿不湿",以免霉菌感染。

b. 预防潮湿的误区

使用烤灯等会使皮肤干燥,导致组织细胞代谢及需氧量增加,进而造成细胞缺血甚至坏死。

专家提醒

预防胜于治疗。有效的预防策略包括识别危险因素,减除压力、摩擦力、剪切力,避免潮湿,改善营养,保持皮肤完整性等,以降低压疮的发生率。

❽ 压疮的易患人群有哪些

①**卧床者或坐轮椅者**。长期卧床者、坐轮椅者发生压疮的概率高。

②**不能移动者**。其因为不能自行改变体位,处在最大的压疮危险中,如果是昏迷、截瘫或髋部骨折患者,危险性更高。

③**大小便失禁者**。其皮肤一直处于尿液、粪便或汗液的浸渍中,压疮发生的概率更高。

④**营养状况差者**。其不能进食或不能平衡饮食,皮肤就可能营养不足,皮肤不健康则更容易发生压疮。

⑤**意识下降者**。当意识下降时,个体就不能有效活动以预防压疮。

专家提醒

压疮是机体某一部位因长期过度受压,由压力、剪力或摩擦力导致的皮肤和深部组织的溃疡。长期卧床者、全身营养不良者、老年人,特别是瘫痪患者较容易发生。

❾ 如何照顾长期卧床病人

①**保证每天的饮水量**。不能因为患者上厕所不方便,就刻意控制或减少饮水量,应保证每天 1500—2000ml 的饮水量。

②**加强营养**。充足的营养摄入,有利于病人身体恢复和损伤组织的愈合。长期卧床病人的活动量小、肠蠕动减少,易发生便秘,因此补充营养的同时,注意膳食纤维的补充。

③**勤翻身**。卧床病人至少每 2 小时翻身一次,减轻局部组织的压迫。现在还有专用的防压疮垫,也可以试试,但不建议完全替代手动翻身。

★**翻身步骤**

①病人要向一侧翻身时,先将病人双手放于腹部,两腿屈膝,陪护者一前臂伸入病人腰部,另一臂伸入其股下,用臂的力量,将病人迅速抬起,移近床缘,同时转向对侧。

②然后在病人的背部放置软枕,以维持体位,胸前放一软枕,支持前臂,使病人舒适。

③将病人上腿弯向前方,下腿微屈,两膝之间,垫以软枕,防止两腿之间相互受压及摩擦。

④**注意个人卫生**。卧床病人最好每天都用温水擦浴,天气过热、出汗较多时还要多擦拭几次,及时更换衣裤,保持身体舒适。

⑤**勤检查**。擦洗的时候可以顺便检查一下,皮肤是否有红肿、损伤、溃疡等情况,如发现异常及时去医院就诊。

⑥**帮助排痰**。卧床时间太长,会引起排痰不畅,导致坠积性肺炎的发生。定时翻身拍背,可降低呼吸道并发症的发生概率。

⑦**协助肢体锻炼**。长期卧床的病人,由于缺乏运动,肌肉会发生萎缩,根据患者的配合程度应予以协助活动各关节。

★**协助各关节运动的顺序与方法**

①手指锻炼:手心相对搓手 50 次,握拳、伸张手掌 30 次,

依次牵拉左手及右手大拇指、食指、中指、无名指、小拇指共 3—5次,其次活动各个手指关节。

②腕关节锻炼:腕关节背伸和屈曲各20次。

③肘关节锻炼:肘关节屈伸各20次,然后肘关节旋前、旋后各20次。

④踝关节锻炼:踝关节背伸和趾屈各20次,然后踝关节外翻、内翻各20次。

⑤膝关节锻炼:膝关节屈伸各20次,然后膝关节内旋、外旋各20次。

⑩ 如何做好 昏迷病人的鼻饲管护理

喂食时将患者置于半坐位,将流质食物加温至38℃—40℃,先用灌注器回抽胃内容物,如胃内容物大于100ml,暂停喂食,如胃内容物小于100ml,则可喂食。

专家提醒

喂食时注意观察患者的面色并注意有无呛咳,一旦发生呛咳,应立即停止喂食,将头偏向一侧。喂食后用温开水冲洗胃管,一般冲洗量与喂食量相加不超过200ml。

⑪ 如何做好昏迷病人的留置导尿管护理

翻身时,需注意导管滑脱及牵拉。尿袋应放于低于导尿管置入的位置,防止尿液反流,引起感染。日间尿管可为夹闭状态,每 2 小时放开夹子一次,夜间每 4 小时放开一次。

专家提醒

导尿管夹闭后需要定时放开夹子引流尿液,一般一次尿液引流不可超过 1000ml。同时做好会阴护理,无特殊感染者,每日用温水擦拭会阴部,若有特殊感染,按医嘱给予消毒剂局部会阴消毒,预防感染。

⑫ 您了解 PICC（外周中心静脉导管）吗

PICC 是经外周静脉穿刺置入的中心静脉导管,它是一根很细且柔软的导管,通过一侧手臂的血管置入,尖端在接近心脏的大血管内。在导管留置期间,疾病治疗所需的药物或营养液可通过该导管输入。

★ PICC 置管的适用对象有哪些

①需要长期输液、外周静脉条件很差的病人。

②早产儿（胎龄 23—30 周）。

③化疗病人。

⑬ 置入 PICC 有哪些优点

①避免各类药物对血管内膜的刺激。

②减轻病人反复静脉穿刺的痛苦，PICC 置管最长可保留一年左右。

③导管材质为硅胶，其柔软且生物相容性好，对血管刺激性小，作为长期静脉治疗的通路，可帮助轻松完成各项静脉输液治疗，确保输液安全。

④降低颈部、腹股沟部位置管的严重并发症，如降低气胸、血胸、下肢深静脉血栓等的发病概率。

★ 穿刺中会出现怎样的情况

①多次穿刺或穿刺失败：由于血管状况不良，静脉痉挛，血管解剖异常等因素，可能出现穿刺数次或失败等情况。

②导管异位：由于不同个体的血管存在解剖差异、静脉瓣等因素，会导致导管无法进入腔静脉。

③神经损伤：上臂穿刺有损伤到神经的可能，但发生率较小。

④血肿：穿刺到动脉或机体凝血不良者，会导致局部血肿的发生。

⑤心律失常：导管置入心腔过长，刺激心脏传导系统而出现心律失常，但发生概率小。

⑭ PICC 导管如何进行维护

①导管置入后，需通过拍片确认导管尖端的位置。

②治疗间歇期一般需要 7 天维护一次，包括冲洗导管，更换贴膜、肝素帽等。根据季节变化，必要时每周更换 2 次，贴膜松动、卷边或潮湿时，应及时更换。

③如见回血应及时冲管，以免造成导管堵塞。

④滑出体外的导管切忌自行再次送入体内。

⑤导管的维护应由经过专业培训的医务人员执行。

⑥置管侧手臂避免测血压（腕部血压计除外），不可在置管上方做静脉穿刺。

⑦可以使用常规的微量注射泵或输液泵进行静脉输液给药，在 CT 和磁共振造影时，严禁使用高压注射泵推注造影剂。

⑧严禁使用 10ml 以下注射器推注药液或进行导管维护。

★ PICC 置管后出现哪些情况应及时到医院就诊

①穿刺点有渗液、渗血，且按压无效。

②穿刺部位或沿静脉走向出现红肿,发热,疼痛,有分泌物或硬块。

③置管侧手臂有麻木、疼痛或烧灼感或有脓液流出(如上图)。

④导管有脱出或内缩的现象。

⑤体温高于 38℃,原因不明。

⑥不明原因的呼吸困难。

⑮ PICC 置管后的日常生活指导

①置管侧手臂可进行日常工作和活动,如手臂弯曲、伸展、煮饭、扫地等轻体力劳动。宜做多种握拳运动,每天 500 次。

②避免做过度用力的活动,如用力搓衣服、引体向上、俯卧撑、托举哑铃、抱小孩、拖地板等,切忌提过重物品(5 千克以上)、挂拐、大幅度甩手, 置管侧手臂禁止枕于脑后,起床时不要用置管侧手臂用力撑起床,公交车上置管侧手臂不能使用拉环等。

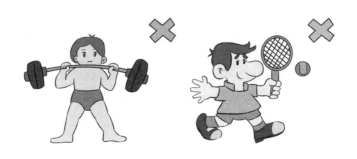

③避免长时间做弯肘动作,如玩手机、游戏机等。

④更衣时注意不要将导管勾出。穿衣时,先穿患侧衣袖,再穿健侧衣袖;脱衣时,先脱健侧衣袖,后脱患侧衣袖,置管侧衣服袖口不易过紧,可以将衣服的袖子改成拉链或者纽扣,方便穿脱和观察。平时也可用丝袜保护穿刺导管,防止滑脱。

⑤携导管可以淋浴,但不可以盆浴、泡浴及游泳。淋浴时防护方法:可用保鲜膜在置管处绕2—3圈,并用胶布封闭保鲜膜上下缘,然后用干毛巾包裹,毛巾外用保鲜膜绕2—3圈。沐浴时置管侧手臂旁举,避免手淋到穿刺部位,沐浴后及时更换贴膜,可使用专用贴膜。

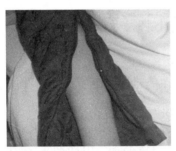

将羽绒服袖口改成拉链式,
既方便又保暖

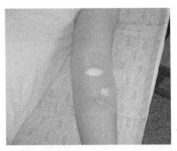

平时可用丝袜保护穿刺导管,
防止滑脱

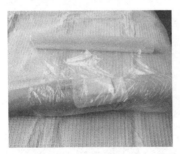

用保险膜在置管处绕2—3圈

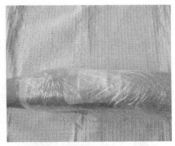

用胶布封闭保鲜膜上下缘

⑯ 什么是疼痛

疼痛是一种令人不快的感觉和情绪上的感受,伴有实质上的或潜在的组织损伤,疼痛是一种主观感受。2002 年第十届国际疼痛大会将疼痛列入五大生命体征之一,呼吸、血压、脉搏、体温、疼痛成为五大生命体征。

⑰ 疼痛是否需要尽量忍耐

①**疼痛对患者的影响**:疼痛对患者及家属是一种折磨,疼痛得不到有效控制会对睡眠造成影响,造成食欲下降、免疫力下降。慢性剧烈疼痛得不到缓解,会发展成为顽固性疼痛,成为一种疾病。

②**无须忍痛的理由**:术后镇痛可以减轻术后疼痛,缓解紧张情绪,降低心血管系统并发症的发病概率;减低患者惧怕疼痛、影响咳嗽排痰所导致的肺部并发症的发病概率;可使患者早期下床,减少长期卧床可能引起的下肢静脉血栓、肺栓塞等并发症,促进胃肠道功能恢复;改善睡眠,使患者精力更充沛,更好地配合治疗。

★**无痛胃肠镜检查的优点**

无痛胃肠镜检查采用麻醉技术可以使患者暂时处于睡眠状态,消除不适感和不良记忆。麻醉下可使肠管松弛,蠕动消失,回盲瓣开放,入镜操作容易,也有利于医生做仔细检查。

★无痛分娩优势

分娩镇痛可以让准妈妈们不再经历疼痛的折磨,减少分娩时的恐惧和产后的疲倦,让她们在时间最长的第一产程得到休息,当宫口开全时,因积攒了体力而有足够力量完成分娩。国内很多医院均已开展无痛分娩,有的已经占了顺产的30%—40%,这是一项简单易行、安全成熟的技术。

⑱ 什么是疼痛治疗

疼痛治疗是指应用麻醉药物、麻醉技术、麻醉方法治疗有关临床学科疾病。通过对神经系统、内分泌系统、免疫系统的调节,可应用于很多疼痛及全身复杂疾病的治疗,相对于骨科手术,疼痛科治疗以保守治疗和微创治疗为主。

★哪些疾病可在疼痛门诊就诊

①头痛:颈源性头痛、偏头痛、外伤后头痛等各种神经性头痛。

②神经痛:三叉神经痛、臂丛神经痛、肋间神经痛、坐骨神经痛、急性带状疱疹、带状疱疹后遗症、神经损伤后疼痛、复杂的局部疼痛综合征。

③骨关节痛:颈椎病、颈椎间盘突出症、肋软骨炎、腰椎间

盘突出症、尾骨痛、膝关节炎、足跟痛、退行性骨关节炎、痛风性关节炎。

④软组织疼痛：急慢性腰扭伤、腰肌劳损、棘上棘间韧带炎、腰背肌筋膜炎、纤维肌痛综合征、腱鞘炎、肩周炎、网球肘、软组织损伤。

⑤内脏性疼痛：顽固性心绞痛、心肌梗死、慢性盆腔炎。

⑥缺血性疼痛：雷诺氏症、闭塞性血栓性脉管炎、血栓性静脉炎、反射性交感神经萎缩症等。

⑦癌性痛及良性肿瘤引起的疼痛，癌性胸腹水治疗和瘤体内化疗。

⑧痛经、慢性盆腔痛。

⑨无痛诊疗服务：无痛分娩、无痛人工流产、无痛内窥镜检查和手术后镇痛。

⑩非疼痛性疾病：顽固性呃逆（打嗝）、急性面神经炎（面瘫）、面肌痉挛、眼睑痉挛、突发性耳聋、内耳晕眩症、腱鞘囊肿、神经性皮炎、痛风症。

19 目前常用的镇痛药物主要有哪些

目前镇痛药物主要有非甾体类药物和阿片类药物两类。

①非甾体类药物用于轻、中度疼痛或重度疼痛的协同治疗。非选

择性非甾体类药物有布洛芬、美洛昔康、酮咯酸等，选择性非甾体类药物有塞来昔布、帕瑞昔布等。

②阿片类药物主要通过作用于中枢的阿片类受体发挥镇痛作用，用于中、重度疼痛。镇痛效果强，但会引发恶心、呕吐、尿潴留等不良反应。根据作用强度其分为弱阿片类药物和强阿片类药物。弱阿片类药物主要有可待因、强痛定、地佐辛等，强阿片类药物有吗啡、芬太尼、哌替啶等，口服制剂有美施康定、奥施康定等。目前还有芬太尼透皮贴剂，用于局部止痛。

★应用镇痛药物需要注意事项

①非甾体类药物使用时，需要注意胃肠道的安全性。非选择性非甾体类药物会影响血小板功能，可能引起胃肠道溃疡、出血等副作用，尤其既往有上消化道溃疡、出血史的患者，或者有胃肠道高危因素的患者，如长期抽烟、喝酒的60岁以上老人，使用糖皮质激素、阿司匹林、抗凝药，有幽门螺旋杆菌感染等，均需要特别注意避免使用非选择性非甾体类药物，如需使用，建议使用选择性非甾体类药物。

②阿片类药物副作用包括恶心、呕吐、便秘等胃肠道反应以及皮肤瘙痒、呼吸抑制、耐受和身体依赖。因其副作用大小与剂量有关，应从小剂量开始应用，并可辅助止吐药和通便药以抵抗其副作用。

③临床常建议两类药物合用，增加镇痛疗效的同时减少药物的副作用。

第14章

健康体检知识

有许多常见疾病是隐匿性的,早期没有任何症状,如高血压、糖尿病、高血脂等,如果不做血液检查,无法早期发现。通过健康体检可以了解自身的健康状况,如发现异常指标,应进一步检查确诊,特别是肿瘤,治愈率和预后率与发现的时间有着密切关系。一般来说,中老年人一年检查一次比较合适,青年人2—3年检查一次比较合适。

① 什么是健康体检

健康体检是了解健康或亚健康人群的身体健康状况、评估是否健康的一种检查方式。只要条件许可，任何人都应该参加健康体检。

①基础体检项目

身高、体重、血压、脉搏；内科、外科、眼科、五官科常规检查；血、尿常规；肝功能、肾功能、血脂、空腹血糖；心电图、胸片、腹部 B 超等。

②体重指数

体重指数＝体重（千克）/ 身高（米）的平方，正常值为 18.0—24.0，体重指数大于 24 为超重；大于 27 为肥胖；大于 35 为严重肥胖。

③血压

血压正常值：成人收缩压小于 140mmHg，舒张压小于 90mmHg。

高血压诊断标准：未服抗高血压药物的情况下，收缩压≥140mmHg 和（或）舒张压≥90mmHg，即诊断为高血压。

上述数值以非同日多次（两次或两次以上）重复测定所得的平均值。偶然一次血压增高不能诊断为高血压。脉压过大或过小有病理意义。

高血压主要见于高血压病，亦可见于其他疾病，如肾脏疾病、肾上腺疾病等可引起继发性高血压。

2 健康体检需要注意哪些事项

①血标本采集需要注意什么?

一般清晨空腹抽血最好。如血脂测定要求抽血前空腹 12 小时,在 24 小时内不饮酒,抽血前三天避免高脂饮食。口服葡萄糖耐量试验(OGTT)要求试验前禁食 12 小时,试验前三天食物中每日含糖量不得低于 150 克,禁服影响试验的药物,停止胰岛素治疗。整个试验过程中,不得喝茶、喝咖啡、抽烟、进食,并于 OGTT 试验规定的时间内采血。

②尿液检查需要注意什么?

尿标本应留取新鲜晨尿,因为夜间饮水较少,肾脏排到尿液中的多种成分都储存在膀胱内并进行浓缩,提高了阳性检出率,同时以留取中段尿为好。女性留取尿标本时应避开经期。用于常规检验的尿量留取 20 毫升左右。

③大便培养标本留取应注意什么?

检验大便前两个星期不要吃含铋剂的药,不要服用大量的维生素 C,检验前一到两天不能吃含动物血的食物,如猪血等。大便留取后应在 30 分钟内送检,装大便的容器应洁净干燥。若大便有黏液或血液,应选取黏液及血液部分送检查。

④B 超检查需要注意什么?

a. 肝、胆、脾、肾 B 超检查需空腹。

b. 子宫附件经腹部检查需充盈膀胱,经阴道检查需排空膀胱。

c. 阴道 B 超需排尿。

⑤**磁共振（MRI）检查需要注意什么？**

a. 检查当日不要穿有金属或拉链的衣服。

b. 检查前要取下可卸假牙。

c. 严禁将硬币、钥匙、金属发夹、手表、手机、磁卡、心电监护电极、助听器等金属或电子产品带入机房。

d. 腹部检查在检查前禁饮 4 小时。

e. 子宫 MRI 检查在检查前禁食 4 小时，检查前饮水 500ml，憋尿等待检查。

f. 前列腺检查前 2 小时使用开塞露 1 支灌肠，排空大小便，检查前 3 天不要进食产气食物，如花生、番薯等。

g. 冠脉支架置入术后、心脏瓣膜置换术后患者要填写特殊检查知情同意书。

⑥ **CT 检查需要注意什么？**

a. 腹部检查需空腹。

b. 若做过胃肠钡剂造影者，一般需 5—7 天钡剂排净后方可检查。

c. 膀胱、盆腔检查者需憋尿。

d. 含碘造影剂过敏，严重心、肾功能代偿不足者，禁忌行增强检查。

e. 孕妇禁忌检查。

⑦**女性检查需要注意什么？**

a. 体检当日请勿穿连裤袜。

b. 怀孕及有可能怀孕者，请预先告知医护人员，勿做 X 光及宫颈涂片（TCT）检查。

c.做子宫附件及盆腔彩超检查者,需保留小便至膀胱充盈状态再做检查(最好不排晨尿)。

d.月经期间,请暂勿进行尿液留取及妇科检查,等月经结束三天后补检。

③ 健康体检须知有哪些

①体检抽血需空腹多长时间?

大多数人都知道体检前应该空腹抽血,但不一定知道空腹多久合适。空腹标准为8—14小时无热量摄入,即抽血前一天晚上,尽量保持平时的生活习惯,正常饮食,饭菜宜清淡,不宜饮酒,不宜喝咖啡、浓茶,第二天早晨不吃早餐,少喝或不喝水。因为空腹超过18小时以上,肌体就会处于轻度饥饿状态,血液中多种成分会发生改变,如血糖、血脂、血清蛋白、血酮体等,肝肾功能的相关指标也会发生异常,如血清胆红素、肌酐、尿酸等,因此,要把握好空腹的时间。

②抽血前要少运动、禁烟酒?

短暂性的运动会导致血液脂肪酸含量减少、丙氨酸增加,乳酸增高甚至可高达3倍,而持续性运动则会使肌酸激酶、醛缩酶、乳酸脱氢酶升高。饮酒则会导致血液中乳酸、尿酸盐、乙醛、乙酸盐增加。吸烟者血液中儿茶酚胺、白细胞、中性粒细胞及单核细胞、血红蛋白、平均红细胞体积等偏高,而嗜酸性粒细胞减少,影响检验结果。因此,抽血前尽量少运动,不抽烟喝酒。

③**特殊群体要不要停药?**

很多慢性病病人需要每天按时服药,如降压药、降糖药、某些术后的抗凝药物等,如果停药或推迟服药会引起不良后果,甚至有生命危险,所以这些病人应服药后再接受体检。如果正在服用抗生素类药品、维生素 C、减肥药物或避孕药等,则应停药 3 天再接受体检。

④**检查前如何进食?**

体检前饮食宜清淡,因为高蛋白饮食可使血尿素、尿酸及血氨增高,高脂肪饮食可使甘油三酯大幅度升高,高核酸食物(如动物内脏)可导致血尿酸明显增高。油腻饮食是影响血脂检测结果最主要的因素,由于甘油三酯受饮食影响很大,受检者需在受检前 3 天少吃或不吃高脂食品,不要饮酒。此外,高脂饮食可造成血中乳糜微粒增加,会对很多血液检测项目产生影响,导致检验结果不准确,因此体检前一定要忌油腻。一些特殊的检查,对饮食有特殊的要求,比如大便潜血试验,检测前 3 日应禁食动物血液、内脏及富含叶绿素的蔬菜等。

⑤**什么时间段体检结果最准确?**

一般来讲,正常人血清物质水平的参考范围都是以早上 8 点左右为基线进行定义的,因此 7:30—8:30 抽取空腹血比较适宜,最迟不宜超过 12:00。太早或太晚都会受体内生理性内分泌激素的影响,产生误差,或偏离既有的参考范围而呈现"异常"状态。另外,女性应避开生理期。妇女经期、妊娠期等生理状况均可影响血液检测结果,所以女性经期前后不宜进行妇科检查、血常规检查、肝功能检查等,乳腺红外线检查最好在月经干净后一周进行。对于性激素检测,选择月经第三天的时候进行采血,才能反应卵泡初期各项指标的基础水平。

⑥怎样及时发现疾病端倪?

中青年是各行各业的"主力军",由于社会竞争压力大,工作节奏快,他们长期处于精神紧张状态,缺乏运动。因此,不少中青年都处于"亚健康"状态,而这些人往往又最容易忽视定期体检。糖尿病、高血压、高血脂等"文明病"的平均发病年龄不断提前,并已成为威胁中青年人群身体健康的隐患。中老年人的健康更是家庭头等大事,老人健康,晚辈才能放心,因此中老年人需要每年进行1—2次的定期体检。除了做常规体检项目外,需将自己的身体状况告诉医生,医生可以根据身体状况有针对性地增加一些特殊的体检项目。取到体检报告后,要认真阅读,根据医生提示及时进行相关的检查或就诊,并妥善保管体检资料。可以对历年的检查结果进行比较,以掌握动态,及时发现疾病。

a. 测量身高、体重、腹围、血压。通过这些基础检查,能了解有无肥胖、高血压等情况。肥胖和高血压都是引发冠心病的重要危险因素,高血压又是导致中风的元凶,所以定期测量血压是非常必要的,这有助于心脑血管疾病的预防。

b. 空腹血糖、血脂等血液检查。血糖、血脂过高与动脉血管的硬化密切相关,而动脉硬化会导致心肌梗死、脑梗死等严重疾病。因此,每年至少要进行一次血糖及血脂检测。如果经常觉得口渴、疲劳,出现体重减轻等问题时,要及时检查血糖,以便早期发现糖尿病。

c. 腹部 B 超检查。通过这项检查,可了解有无脂肪肝、肝硬化、肝胆结石、肾脏结石等常见病。

d. 心电图检查。35 岁以后应该特别重视心脏方面的检查。常规的心电图检查可发现有无早搏,心房、心室是否肥大,传导是否阻滞及心脏供血是否不足等情况。

e. 胸部 DR 或 CT 检查。每年应进行一次胸部 DR 检查;有条件者可以行胸部 CT 检查。目前, 低剂量螺旋 CT 已成为肺癌筛查和早期诊断最常用的方法之一,能早期发现肺癌结节。

f. 防癌检查。人的年龄越大, 发生癌症的概率就越高。可以根据不同状况有针对性地选择检查项目。

g. 妇科检查。成年女性应每半年到一年进行一次常规妇科检查,其中包括白带常规、宫颈细胞学检查及妇科彩超检查等,此外,还要定期进行乳房检查。

h. 肛门指诊检查。肛门指诊是一种简单易行又重要的检查方法,能早期发现 80% 的直肠癌。还有甲状腺检查、45 岁以后骨密度检查、男性前列腺检查等。

❹ 体检主要检验项目 正常值及临床意义

① 血常规检查

项目名称	正常参考值	临床意义
红细胞压积（HCT）	男 40%—50% 女 35%—55%	红细胞数与血红蛋白浓度之间一般是平行的。 生理性增加：见于新生儿、高山高原居住者。
血红蛋白（HGB）	男 120—160g/L 女 110—150g/L	病理性增加：真红细胞增多症、先天性心脏病、慢性缺氧性疾病，如肺心病等、脱水等。
红细胞计数（RBC）	男（4.0—5.5）$\times 10^{12}$/L 女（3.5—5.0）$\times 10^{12}$/L	减少见于：各种贫血、白血病、产后失血、手术后失血等。某些疾病可引起红、白细胞及血小板均减少，如再生障碍性贫血等。
白细胞计数（WBC）	成人（4—10）$\times 10^9$/L	生理性升高：运动、体力劳动、疼痛刺激、极度恐惧、冷水浴、怀孕等。 病理性升高：相当多的疾病均可引起白细胞升高，大部分细菌引起的炎症，各种创伤、刺激引起的应激状态，白血病、传染性单核细胞增多症、类白血病反应等（可高达几万到几十万）。 减少：某些杆菌、病毒、原虫等感染，再生障碍性贫血、粒细胞缺乏症、粒细胞减少症、恶性组织细胞病等，严重感染、化学、放射损伤均可减少。

② 肝功能检查

项目名称	正常参考值	临床意义
白蛋白/球蛋白（A/G）	1.2:1—2.5:1	常用于衡量肝脏病变的严重程度。当 A／G 比值小于 1.0 时，称比例倒置，为慢性肝炎或肝硬化的特征之一。

续表

项目名称	正常参考值	临床意义
总蛋白 （TPO）	60—87g/L	**血清总蛋白浓度升高：** a.血清中水分减少,使总蛋白浓度相对升高。如高热、腹泻、呕吐。另外,休克、慢性肾皮质机能减退也可使血液浓缩,使总蛋白浓度升高。 b.血清蛋白质合成增加,如多发性骨髓瘤。 **血清总蛋白浓度降低：** a.血浆中水分增加,如静脉注射过多的低渗溶液,各种因素引起的水钠潴留。 b.营养不良。如长期食物中蛋白质含量不足,慢性肠道疾病,或长期患有消耗性疾病、严重结核病、甲亢、肿瘤等。 c.肝脏疾病。肝功能严重损害时,蛋白质合成减少,其中白蛋白下降最为显著。 e.烧伤时,血浆渗出;大出血时,血液丢失;肾病综合征时,尿中长期丢失蛋白;溃疡性结肠炎时,粪便中长期丢失一定量的蛋白。这都可使血浆总蛋白浓度降低。
白蛋白 （ALB）	35—55g/L	**白蛋白浓度升高：**常见于严重失水,血浆浓缩所致。尚未发现单纯白蛋白浓度升高的疾病。 **白蛋白浓度降低：**急性白蛋白浓度降低主要见于大量出血和严重灼伤。慢性白蛋白浓度降低主要见于肝、肾疾病。
球蛋白 （GLO）	20—40g/L	**球蛋白浓度升高：**血液浓缩可使球蛋白浓度相对升高,但临床上主要见于炎症和免疫系统疾病引起的 γ 球蛋白增高,如结核、疟疾、黑热病、血吸虫、播散性红斑狼疮、硬皮病、风湿热、类风湿性关节炎、多发性骨髓瘤。 **球蛋白浓度降低：**主要是体内的合成减少,如肾上腺皮质功能亢进、先天性免疫机能缺陷病人均可引起球蛋白降低。

续表

项目名称	正常参考值	临床意义
总胆红素（TBS）	2—20μmol/L	**胆红素增高：** a.肝脏疾患：急性黄疸型肝炎、慢性活动性肝炎、肝硬化等。 b.肝外的疾病：溶血型黄疸、血型不合的输血反应、新生儿黄疸、胆石症、肝癌、胰头癌等。
直接胆红素	0—6.8μmol/L	**直接胆红素升高：**多见于阻塞性黄疸、如胆石症、肝癌、胰头癌等。
谷草转氨酶（AST）	5—35U/L	a.当心肌梗死时,血清 AST 升高,在发病后 6—12 小时之内显著升高,48 小时达高峰,3—5 天恢复正常。 b.各种肝病也可引起 AST 升高,如急慢性肝炎、中毒性肝炎。 c.心功能不全、胸膜炎、肾炎,服用某些药物如异烟肼、氯丙嗪、鲁米那等均可使 AST 升高。
肝功能:谷丙转氨酶（ALT）	5—35U/L	谷丙转氨酶的增高临床意义较大,其增高程度可反映肝细胞损害和坏死的程度。 **a.肝胆疾病：**急性病毒性肝炎,ALT 是最为敏感的指标之一,会出现明显升高。慢性肝炎血清 ALT 升高一般不超过参考值的 3 倍,而且有时可降至正常。慢性活动性肝炎血清 ALT 可升高至参考值的 3—5 倍以上。活动型进行性肝硬化时 ALT 可中轻度升高,但在代偿期可正常或稍增高。患原发性肝癌时,ALT 可正常或中轻度升高。胆道疾病如胆石症引起梗阻时,虽无肝细胞病变,但 ALT 可稍升高。 **b.其他疾病：**心肌梗死及心功能不全导致肝瘀血可使 ALT 明显升高。骨骼疾病、多发性肌炎、肌营养不良均可使 ALT 活性升高。一些药物如异烟肼、鲁米那等可引起 ALT 活性升高。

③血糖检查

项目名称	正常参考值	临床意义
空腹血糖（GLU）	3.6—6.2mmol/L	a.生理性高血糖:见于饭后1—2小时;摄入高糖食物;也可由运动、情绪紧张等因素引起。 b.病理性高血糖: ▲糖尿病是造成高血糖最常见的原因之一。 ▲颅内压升高,如颅内出血、颅外伤等。 ▲由于脱水引起的高血糖,如呕吐、腹泻和高热等也可使血糖升高。 c.生理性低血糖:如饥饿或剧烈运动。 d.病理性低血糖; ▲胰岛 β 细胞增生或癌瘤等,使胰岛素分泌过多。 ▲对抗胰岛素的激素不足,如垂体前叶机能减退、肾上腺皮质机能减退等。 ▲严重肝病患者,肝脏不能有效地调节血糖。
餐后2h血糖（2hPG）	小于7.25mmol/L	大于11.1mmol/L 可初步诊断糖尿病

④肾功能检查

项目名称	正常参考值	临床意义
尿酸（UA）	男:149—416μmol/L 女:89—357μmol/L	尿酸含量升高: a.痛风症,尿酸含量可升高。 b.急、慢性肾小球肾炎,一般伴有血清尿酸增高。
肌酐（Cr）	男:44—106μmol/L 女:40—84μmol/L	当急、慢性肾小球肾炎等使肾小球滤过功能减退时,血肌酐可升高。 尿素氮与肌酐同时测定更有意义,若两者同时升高,说明肾脏有严重损害。

续表

项目名称	正常参考值	临床意义
尿素氮 （BUN）	2.8—8.2mmol/L	a.生理性因素:高蛋白饮食可引起血清尿素氮浓度升高。 b.病理性因素: ▲肾前性疾病:剧烈呕吐、幽门梗阻、消化道大量出血、肠梗阻和长期腹泻等。 ▲肾性疾病:急性肾小球肾炎、慢性肾炎、慢性肾盂肾炎、肾病晚期、肾功能衰竭。 ▲肾后性疾病:前列腺肿大、尿路结石、尿道狭窄、膀胱肿瘤导致的尿路受压等。

⑤血脂检查

项目名称	正常参考值	临床意义
甘油三酯 （TG）	小于 1.92mmol/L	a.**血清甘油三酯升高**:见于原发性继发性高脂蛋白血症、动脉粥样硬化、糖尿病、肾病、脂肪肝等。 b.**血清甘油三酯降低**:见于原发性 β－脂蛋白缺乏症,甲状腺功能亢进,肾上腺皮质功能不全,肝功能严重低下及吸收不良等。
总胆固醇 （CHO）	小于 5.17mmol/L	a.**血清胆固醇升高**:见于动脉粥样硬化、肾病综合征、肝细胞性黄疸、阻塞性黄疸及重症糖尿病等。 b.**血清胆固醇降低**:见于恶性贫血、溶血性贫血、甲状腺功能亢进、急性感染、营养不良等。
高密度脂蛋白(HDL)	1.16—1.55 mmol/L	血清高密度脂蛋白－胆固醇的降低,预示着冠心病的出现。临床上常同时测定高密度脂蛋白和血清总胆固醇,并将它们的比值作为冠心病的信息指标。

续表

项目名称	正常参考值	临床意义
低密度脂蛋白（LDL-G）	1.1—3.6 mmol/L	a.低密度脂蛋白升高是动脉硬化的危险因素。检查低密度脂蛋白可协助诊断高脂蛋白血症。 b.低密度脂蛋白降低可见于家族性低 β－脂蛋白血症、无 β－脂蛋白血症,其原因是体内合成载脂蛋白 B 减少或不能合成载脂蛋白 B。

第 15 章

医院饮食知识

专家提醒

　　膳食是病人摄取营养的主要途径。为规范膳食医嘱以达到营养治疗的目的,特根据人体的营养需要和各种疾病的治疗要求而制订常规膳食,常规膳食分为基本膳食、治疗膳食、诊断和代谢膳食、肠内营养膳等。各种膳食的菜单按膳食常规要求,由营养医师制订营养治疗方案和定期进行评价,监测营养治疗的效果。

❶ 什么是普食

①**特点**：与健康人饮食基本相似，每日供应早、午、晚三餐，每两餐间隔 4—6 小时。

②**适用范围**：适用于消化吸收机能正常、无发热者，疾病恢复期病人，体格检查者等。

专家提醒

每日供给的营养素应达到我国成年人推荐供给量的要求，蛋白质 65—90 克，总热能 2200—2800kcal，膳食配制应以均衡营养为原则。每日供给的食物品种不少于五大类，保持色、香、味、形俱全，以增进食欲。

❷ 什么是软食

①**特点**：为半流质至普通饭的过渡膳食，每日供应三餐。

②**适用范围**：适用于低热、消化不良、手术恢复期、溃疡期病人，老年病人，有咀嚼障碍者。

专家提醒 ··

　　肉、鸡、菜等食物皆应切小制软。选择无刺激性易消化的食物,常见的饮食有软饭、粥、馒头、烂饭、面条、饺子、馄饨、包子、切碎煮熟的菜及肉等。每日供给的营养素应达到或接近我国成年人推荐供给量,三大营养素供给同普食。免用油炸的烹调方法,不用强烈刺激性调味品。选用含粗纤维少的食物。

❸ 什么是半流质饮食

　　①**特点**:为流质至软饭或普通饭的过渡膳食。每日供给 5—6 餐。全日蛋白质 50—60 克,总热能 1500—2000kcal。

　　②**适用范围**:适用于发热、有消化道疾病、手术后、咀嚼不便者。

专家提醒 ··

　　采用无刺激性的半固体食物。各种食物皆应细、软碎、易咀嚼、易消化,少粗纤维。少量多餐,每日 5—6 餐。常见的半流质饮食有粥、汤面、馄饨、肉末、蒸蛋、豆腐、菜泥等。禁食油脂或油煎炸及粗纤维食物,以及辛辣调味品等。

4 什么是流质饮食

①**特点**：为液体状食物。热能低，所供营养素不足，只能短期（1—2天）使用。如需较长期进食流质，则应改用肠内营养膳。

②**适用范围**：适用于急性感染、发高热、大手术后、急性消化道炎症、咀嚼和吞咽困难、重危病人。

专家提醒

所用食物皆需制成液体或入口即能化成液体，易吞咽，易消化，无刺激性，避免过咸或过甜。根据病情不同，调整流质内容，如腹部手术后免用胀气的食物，口腔手术用厚流质，咽喉部手术用冷流质。少量多餐，需每2—3小时进食一次，每日5—6次，每次200—250ml，每日总热能800—1000kcal，蛋白质30—40克，脂肪占总热能的20%—25%。常见的流质食物有乳类、豆浆、米汤、菜汁、果汁等。

5 什么是高蛋白饮食

①**特点**：以提高每日膳食中的蛋白质含量。以公斤体重计，每日每公斤标准体重1.2—2克。

②**适用范围**：适用于营养不良者、手术前后者、慢性肾炎肾功能

正常者、贫血者、结核病患者。

专家提醒 ·

在供给充足热能的基础上,增加膳食中的蛋白质,每日总量要在 90—120 克之间,其中蛋、奶、鱼、肉等优质蛋白质占 1/2—2/3。对食欲良好的患者可在正餐中增加蛋、奶等优质蛋白质丰富的食物。对食欲欠佳患者可采用含 40%—90% 蛋白质的高蛋白配方制剂,如酪蛋白、大豆分离蛋白制品。

· ·

6 什么是低蛋白饮食

①**特点**:每日膳食中的蛋白质总量控制在 20—40 克之间。

②**适用范围**:适用于急性肾炎、慢性肾功能衰竭、肝昏迷前期患者。

专家提醒 ·

视患者肝功能、肾功能情况,确定每日膳食中的蛋白质量。每日膳食中的热能应充足供给,鼓励多食碳水化合物,必要时可采用纯淀粉及水果食品以增加能量。肾功能不良者在蛋白质定量范围内选用优质蛋白质,如鸡蛋、牛奶、鱼,适量采用麦淀粉来代替部分主食。肝功能衰竭患者应选用高支链氨基酸、低芳香族氨基酸，以豆类蛋白为主的食物。维生素、无机盐等营养素应充分供给。忌用刺激性的调味料，除规定数量外，免用其他蛋白质含量丰富的食物。

⑦ 什么是低盐饮食

①**特点**：控制食盐量，全日膳食总含盐量在 3 克以内。

②**适用范围**：适用于高血压、心力衰竭、腹水、急性肾炎、各种原因引起的水潴留者。

专家提醒

食盐量以克为单位计算，每日膳食中的含盐量限制在 3 克以内。根据具体病情确定每日膳食中的具体食盐量，如水肿明显者 1 克／日，高血压者 3 克／日。此类膳食的用盐量在食物准备和烹调前应用天平称量后加入。已明确含盐量的食物先计算后称重配制，其他营养素按正常需要供给。忌用一切盐腌食物、含盐量不明的含盐食物和调味品。

8 什么是无盐饮食

①**特点**：在烹调加工过程中免加食盐、酱油和其他钠盐调味品，全日膳食总含钠量在 1000 毫克以下。

②**适用范围**：同低盐膳食但症状较重者。

专家提醒

一般只能短期使用，使用期间观察患者血钠情况，以防止出现低钠血症。在膳食配制过程中禁用食盐和高盐调味品，免用盐腌食品，如咸蛋、咸肉、火腿、咸菜、腐乳、腊味等。必要时可用钾盐酱油代替食盐。

9 什么是低脂饮食

①**特点**：每日膳食中的脂肪总量（包括食物本身脂肪含量及烹调用油中的脂肪含量）控制在 40 克以下。

②**适用范围**：适用于急、慢性肝炎患者，肝硬化患者，胆囊疾患患者，慢性胰腺炎患者，高脂血症患者，冠心病患者，高血压患者，肥胖患者，腹泻患者等。

专家提醒 •••••••••••••••••••••••••••••••••

　　食物配制以清淡为原则。高脂血症患者、高血压患者、冠心病患者要定期计算膳食的脂肪总量，并控制在规定范围内。脂肪提供的能量不超过膳食总能量的 30%，其中饱和脂肪酸供能不超过总能量的 10%—15%。

　　烹调方法以蒸、煮、炖、烩为主。奶制品应选用低脂或脱脂奶。忌用含脂肪高的食物，如肥肉、奶油、肥禽，免用油酥或奶油点心，免用油炸的食物，限量使用烹调用油。

•••••••••••••••••••••••••••••••••••••••

⑩ 什么是低胆固醇饮食

①**特点**：每日膳食中的胆固醇含量控制在 300mg 以下。

②**适用范围**：适用于高血压患者、冠心病患者、胆结石患者、高脂血症患者。

专家提醒 •••••••••••••••••••••••••••••••••

　　在低脂肪膳食的基础上，限用胆固醇高的食物。多吃香菇、木耳、豆制品、橄榄菜等有助于降血脂的食物。适当控制总热能，防止能量摄入过高。适当增加膳食纤维的含量，有利于降低血胆固醇。免用肥肉、猪牛羊油，免用或少用蛋黄、猪脑、动物肝肾等内脏以及鱼子、蟹黄、目鱼等胆固醇含量高的食物。

⓫ 什么是少渣饮食

①**特点**：限制膳食中的粗纤维，减少膳食纤维的总量，一日膳食纤维总量小于 4 克。

②**适用范围**：适用于结肠过敏、腹泻、肠炎恢复期、伤寒、肛门肿瘤、咽喉部及消化道手术患者等。

专家提醒

所有食物均需切小制软，蔬菜去粗纤维后制成泥状，同时给以低脂膳食。主食宜用白米、白面等细粮。避免大块肉类和油脂含量高的食物，不用含粗纤维的蔬菜，如芹菜、豆芽、豆苗、韭菜等。免用刺激性调味品。

⓬ 什么是高纤维饮食

①**特点**：增加膳食中膳食纤维，一日膳食中的膳食纤维总量应不低于 20 克。

②**适用范围**：适用于便秘、肛门手术后恢复期、心血管疾病、糖尿病、肥胖病患者。

专家提醒

在普通饭基础上，增加含粗纤维的食物，如韭菜、芹菜、豆芽、粗粮、麦麸等，鼓励病人多饮水。若在膳食中增加膳食纤维有困难，也可在条件许可下采用膳食纤维配方。少用精细食物，一般食物均可选用，不用辛辣调味品。

⑬ 什么是高热能饮食

①**特点**：每日供给的热能在 2500kcal 以上。

②**适用范围**：适用于体重过低、贫血、结核病、伤寒、甲亢、恢复期病人。

专家提醒

在均衡的原则下，鼓励患者增加食物量。尽可能配制容易引起患者食欲的菜肴。除正常膳食餐外，可另行配制热能高的食物或以加餐的方法提高热能的供给量。对胃纳欠佳者，可用部分配方营养剂来增加总的热能和相关营养素的摄入量。

14 什么是忌碘饮食

①**特点**：每日碘摄入量不超过 50 微克。

②**适用范围**：甲亢及碘测定患者。

专家提醒

避免或少吃含碘丰富的食物,如海产品类。烹调不用加碘盐。

15 什么是糖尿病饮食

①**特点**：膳食治疗是糖尿病最基本的有效的治疗措施之一,通过饮食控制和调节,轻型糖尿病患者症状可明显减轻,中重型患者同时加用药物治疗有益病情稳定,减少和预防并发症的发生,并能保护胰岛 β 细胞,控制血糖、尿糖和血脂,使之接近或达到正常值,以减缓心血管并发症的发生与发展。

②**适用范围**：各种类型的糖尿病。

专家提醒

食物均应去皮、根、骨等不能食用部分,洗净、控水、称重,然后再加工烹调,食盐不用称重。烹调时不可加糖,葱、姜可加适量。禁食葡萄糖、蔗糖、麦芽糖、蜂蜜、甜点心等纯糖食品。土豆、山芋、芋芳、粉丝、慈姑、荸荠等原则上不吃,水果慎吃。若需食用碳水化合物含量高的食物,应减少主食,与等量碳水化合物交换。不得随意加量,若患者饥饿,可在营养医技师指导下,添加含热能低、体积大的食物,如青菜、白菜、黄瓜、西红柿、冬瓜等。

⑯ 什么是低嘌呤饮食

①**特点**:限制膳食中嘌呤的摄入,减少外源性的核蛋白,降低血清尿酸的水平。多饮水,多食碱性食品,可增加尿酸排出,促使尿液呈碱性反应。

②**适用范围**:适用于痛风、高尿酸血症、尿酸性结石患者。

专家提醒

每日嘌呤摄入限制在 150mg 以下。

17 隐血试验检查饮食上应注意什么

①**特点**：试验期 3 天，能测定出粪便中含少量的血液，可根据蓝色的深浅来判断隐血含量。

②**适用范围**：各种原因引起的消化道出血、胃癌、消化性溃疡、伤寒、原因不明的贫血等。

专家提醒··

可食牛奶、鸡蛋清、去皮土豆、花菜、白萝卜、冬瓜、豆腐、豆腐干、素鸡、百页、油豆腐、面筋、粉皮、粉丝、芋艿、山药、胡萝卜、大白菜、米、面、馒头等。忌用动物血、肉类、禽类、鱼类、蛋黄、绿叶蔬菜等含铁丰富的食物及药物。

··

18 胆囊造影检查饮食上应注意什么

①**特点**：试验期 2 天。造影前一天午餐进高脂肪膳食，前一天晚餐进无脂肪纯碳水化合物膳食。晚 8 时服碘造影剂，服药后禁水禁食，检查日早晨禁食。造影中按指定时间进食高脂肪餐。

②**适用范围**：适用于慢性胆囊炎、胆石症、疑有胆囊疾病者，检查

胆囊及胆管功能。

　　高脂肪餐指膳食中脂肪含量不得少于 30 克,可选食牛奶、鸡蛋、肥肉、乳酪、特制巧克力糖、脂肪乳化剂等。目前常用油煎鸡蛋 2 个,烹调油 20 克,或用脂肪乳剂冲服。纯碳水化合物膳食即少纤维无油膳食,除主食外,一般不再添加烹调油和含蛋白质的食物。可食果酱、面包、大米粥、红枣粥、藕粉、米饭、馒头、糖包子、无油甜酱瓜等。

⑲ 内生肌酐试验检查饮食上应注意什么

　　①**特点**:试验期为 3 天,前 2 天是准备期,最后 1 天为试验期,试验期间均食无肌酐膳食。

　　②**适用范围**:适用于肾盂肾炎、肾小球肾炎、尿毒症、重症肌无力等各种疾病伴有肾功能损害者。

　　低蛋白膳食 3 天,全日蛋白质供给量小于 40 克;在限制蛋白质范围内,可食牛奶、鸡蛋。主食也应适当限制(主食小于 300g / d),还可食蔬菜、水果及植物油等。膳食中含钙量为

500—700mg,磷 500—700mg;烹调用水及饮水均用蒸馏水。
若热能不足或有饥饿感可添加藕粉及果汁等。试验期禁食肉
类、鱼类等食物,试验当日忌饮茶和咖啡,停用利尿剂,并避免
剧烈运动。

⑳ 钾钠定量试验检查 饮食上应注意什么

①**特点**:膳食要求分三个阶段,第一阶段为钾、钠衡定期,代谢期
5—7 天,膳食中钾 1950—2340mg/d,钠 3450—3680mg/d;第二阶段
为高钾低钠期,代谢期 3 天,膳食中钾 3900mg/d,钠 230—460mg/d;
第三阶段为高钠期,代谢期 5—7 天,膳食中钠 5520mg/d。

②**适用范围**:适用于诊断原发性醛固酮增多症。

专家提醒

每阶段均要按规定的钾、钠要求配制,食盐要称重,按代谢膳
食要求烹调。第一阶段为钾、钠衡定期(与螺旋内酯代谢膳食相
同);第二阶段为高钾低钠期,烹调时原则上不加盐;宜选食钠含
量低的食物,如面粉、土豆、花菜、瘦肉等,品种需多样化,以增进
食欲,如炒面条、煎馄饨、烙饼、煎饺、蒸饺等;第三阶段为高钠期,
此期因不需限食盐,患者易于接受。

21 什么是管饲匀浆膳

①**特点：**匀浆膳食是一种根据病情配制成的糊状、浓流体平衡膳食，是可经鼻饲、胃或空肠置管滴入，或以灌注的方式给予的经肠营养剂。

②**适用范围：**凡不能自行经口进食及昏迷病人，手术前后营养不良、食欲低下，但有一定消化吸收功能者，以及脑溢血、偏瘫、重症肌无力等患者。

③**注意事项：**长期使用混合奶患者应维持机体代谢的营养需要，应定期检测血脂、血糖以及胃液酸碱度。注意温度和速度，宜保持37℃—40℃，速度宜缓慢。每次200—300ml，全日6—8餐。经空肠置管补充营养在食品选择时必须注意：营养素要齐全，容易消化吸收，残渣少，低脂肪，含乳糖少；避免高渗营养液，食物内容不宜变动太大，浓度和剂量逐渐增加；用具、器具、营养液均要严格消毒，滴速不宜过快，温度宜在40℃—42℃。

专家提醒

可食用的食物有牛奶、米汤、豆浆、米粉、面粉、代乳粉、豆粉、鸡蛋、蔗糖、植物油、巧克力、可可粉、麦芽糖、葡萄糖、菜汁、肉汤、番茄汁、鲜果汁等。随着热能增加，可增添浓缩食品，如酪蛋白粉、蛋粉、鱼粉、肉粉、鸡粉等；高热能高蛋白混合奶需结合病情而定。动植物蛋白质应适当调配，防止鸡蛋、牛奶过多。碳水化合物应尽量补充多糖类,如面粉、米粉、浓米汤等,蔗糖不宜超过 150g / d。如不需限制水分,可以适当稀释以利吸收,较适宜的浓度为 1kcal / ml。维生素、无机盐应供给充足,加菜汁、肉汤、番茄汁、鲜果汁以补充钾和维生素 C 等。食盐的供给视病情而定,每日可供给食盐 2—10 克。其他如维生素 A、维生素 B_1、维生素 B_2、维生素 C、胰酶、酵母片,以及钾、钠、镁、钙、锌、磷等均应根据具体情况调整供给量。

㉒ 您知道《中国居民膳食指南》吗

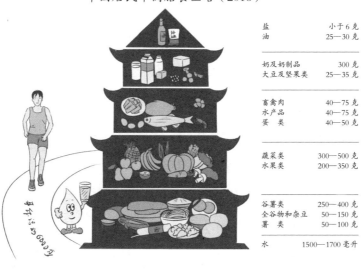

中国居民平衡膳食宝塔（2016）

盐	小于 6 克
油	25—30 克
奶及奶制品	300 克
大豆及坚果类	25—35 克
畜禽肉	40—75 克
水产品	40—75 克
蛋 类	40—50 克
蔬菜类	300—500 克
水果类	200—350 克
谷薯类	250—400 克
全谷物和杂豆	50—150 克
薯 类	50—100 克
水	1500—1700 毫升

随着社会生活水平的逐步提高,人们的膳食状况有了明显改善,儿童青少年平均身高、体重增加,营养不良患病率下降;但部分人群

由于膳食结构的不合理以及身体活动减少,导致某些慢性病,如高血压、糖尿病、高脂血症等的患病率增加,并且已逐步成为威胁国民健康的突出问题。所以,如何吃得健康,吃得科学,就成为目前老百姓最关心的问题之一。

针对这一情况,中国营养学会在 2016 年的时候重新组织修订了第四版《中国居民膳食指南》以帮助我国居民合理选择食物,并结合进行适量身体活动以改善人们的营养和健康状况,减少和预防慢性疾病的发生,提高国民的健康素质。

㉓ 食物多样,谷类为主

平衡膳食模式是最大程度上保障人体营养需要和健康的基础,食物多样是平衡膳食的基本原则。

建议:每天的膳食应包括谷薯类、蔬菜水果类、畜禽鱼蛋奶类、大豆坚果类等食物。建议平均每天摄入 12 种以上食物,每周 25 种以上。每天摄入谷薯类食物 250—400 克,其中全谷物和杂豆类 50—

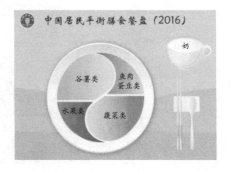

150 克,薯类 50—100 克。膳食中碳水化合物提供的能量应占总能量的 50% 以上。

㉔ 吃动平衡，健康体重

体重是评价人体营养和健康状况的重要指标，吃和动是保持健康体重的关键。各年龄段人群都应坚持天天运动、维持能量平衡，保持健康体重。体重过低和过高均易增加疾病的发生风险。

建议：每周至少进行 5 天中等强度身体活动，累计 150 分钟以上；坚持日常身体活动，主动身体活动最好每天 6000 步；尽量减少久坐时间，每小时起来动一动，动则有益。

㉕ 多吃蔬果、奶类、大豆

蔬果、奶类和大豆及制品是平衡膳食的重要组成部分，坚果是膳食的有益补充。蔬菜和水果是维生素、矿物质、膳食纤维和植物化学物的重要来源，奶类和大豆类富含钙、优质蛋白质和 B 族维生素，对降低慢性病的发病风险具有重要作用。

建议：餐餐有蔬菜，保证每天摄入 300—500 克蔬菜，深色蔬菜应占 1/2。天天吃水果，保证每天摄入 200—350 克新鲜水果，果汁不能代替鲜果。吃各种各样的奶制品，相当于每天液态奶 300 克。经常吃豆制品每天相当于大豆 25 克以上，适量吃坚果。

26 适量吃鱼、禽、蛋、瘦肉

鱼、禽、蛋和瘦肉可提供人体所需要的优质蛋白质、维生素 A、B 族维生素等，有些也含有较高的脂肪和胆固醇。动物性食物优选鱼和禽类，因为鱼和禽类脂肪含量相对较低，鱼类含有较多的不饱和脂肪酸；蛋类各种营养成分齐全；吃畜肉应选择瘦肉，瘦肉脂肪含量相对低。

建议：每周吃水产类 280—525 克，畜禽肉 280—525 克，蛋类 280—350 克，平均每天摄入鱼、禽、蛋和瘦肉总量 120—200 克。优先选择鱼和禽。吃鸡蛋不弃蛋黄。少吃肥肉、烟熏和腌制肉制品。

27 少盐少油，控糖限酒

我国多数居民目前食盐、烹调油和脂肪摄入过多，这是高血压、肥胖和心脑血管疾病等慢性病发病率居高不下的重要因素，因此应当培养清淡饮食习惯，少吃高盐和油炸食品。过多摄入添加糖亦可增加龋齿和超重发生的风险。

建议：成人每天食盐不超过 6 克，每天烹调油 25—30 克。每日反式脂肪酸摄入量不超过 2 克。控制糖的摄入量，每天摄入不超过 50 克，最好控制在 25 克以下。足量饮水，成年人每天 7—8 杯（1500-

1700ml），提倡饮用白开水和茶水；不喝或少喝含糖饮料。儿童少年、孕妇、乳母不应饮酒。成人如饮酒，男性一天饮用酒的酒精量不超过25 克，女性不超过 15 克。

㉘ 杜绝浪费，兴新食尚

勤俭节约，珍惜食物，杜绝浪费是中华民族的美德。

建议：按需选购食物、按需备餐，提倡分餐不浪费。选择新鲜卫生的食物和适宜的烹调方式。食物制备生熟分开、熟食二次加热要热透。学会阅读食品标签，合理选择食品。多回家吃饭，享受食物和亲情。创造和支持文明饮食新风的社会环境和条件，传承优良文化，树健康饮食新风。

㉙ 如何安排好一日三餐

一般来说，一日吃三餐是绝大多数人的饮食习惯，如何安排好一日三餐，其中大有学问。有的家庭安排得很合理，食物花样多，营养丰富全面，而有些家庭的饮食品种极为单调，营养缺失。三餐安排与人体健康息息相关。一日三餐不仅要定时定量，更重要的是要能保证营养的供应，做到膳食平衡。

早餐距离前一晚餐的时间最长,一般在12小时以上,体内储存的糖原已消耗殆尽,应及时补充,以免出现低血糖反应。血糖浓度低于正常值会出现饥饿感,大脑的兴奋性随之降低,反应迟钝,注意力无法集中,影响工作和学习效率。

早餐的食物应品种多样,搭配合理。若早餐中有谷类、动物性食物(肉类、蛋)、奶及奶制品、蔬菜和水果等四类食物,则为营养充足;若只有其中三类,则早餐的营养较充足;若只有其中两类或以下则早餐的营养不充足。一般成人,早餐可以谷类100克左右,适量含优质蛋白质的食物,如牛奶、鸡蛋、大豆制品或肉类,另加100克新鲜蔬菜和100克新鲜水果。

午餐要吃好,是指午餐要保证充足的质与量。因为午餐具有承上启下的作用,既要补偿上午活动量大、能量消耗大的空缺,又要为下午的耗能储备能量。因而饮食的品质要高,量也相对要足。也就是说,午餐主食的量要大些,可在米饭、面食中选择;副食的花样要多些,如肉类、鱼类、豆类、多种蔬菜等,若再有一碗有荤有素的菜汤,做到"饭前一勺汤",膳食则更加科学。

晚餐吃得过饱,血中的糖、氨基酸、脂肪酸浓度就会增高,多余的热量会转化为脂肪,使人发胖,同时,不能被消化吸收的蛋白质在肠道细菌的作用下,会产生一种有害物质,这些物质在肠道内停留时间过长,易诱发大肠癌。中老年人如果长期晚餐过饱,会刺激胰岛素分泌,易导致糖尿病。晚餐过饱还易使人失眠、多梦,引起神经衰弱等疾病。晚餐吃得太油腻,过多的胆固醇堆积在血管壁上,久之就会诱发动脉硬化、高血脂、高血压和冠心病,或加重病情。

晚餐主食应在米面食品中多选择富含膳食纤维的食物,如糙米、全麦食物，这类食物既能增进饱腹感，又能促进肠胃蠕动。副食中可选择动物性食物 50 克，大豆 20 克或相当量的制品，蔬菜 200 克，水果 100 克。此外，晚餐也不宜吃得太晚，在下午 6 时左右为宜。